五大核心处方助力心脏康复

运动处方

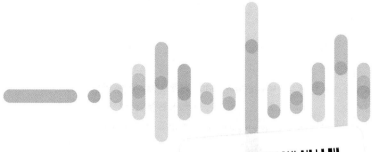

名誉主编　胡大一

主　　编　孟晓萍　曹鹏宇

副主编　许丹焰　沈玉芹　王　磊　许　卓

编　　委　（按姓氏笔画排序）

丁　倩　　王媛媛　　申　俊　　申晓彧　　冯　星

朱利月　　任爱华　　刘美霞　　许　滔　　李亚莉

李晓川　　杨　莉　　吴孝军　　张存泰　　张树峰

陆　晓　　陈　健　　林正昌　　孟宇博　　赵明明

耿　丽　　耿庆山　　晋　军　　铁　新　　徐俊波

曹爱红　　斯琴高娃　董少红　　谢　萍

人民卫生出版社

·北京·

图书在版编目（CIP）数据

五大核心处方助力心脏康复. 运动处方 / 孟晓萍，曹鹏宇主编. —北京：人民卫生出版社，2024.5

ISBN 978-7-117-35517-9

Ⅰ.①五… Ⅱ.①孟… ②曹… Ⅲ.①心脏病—运动疗法—康复医学—普及读物 Ⅳ.①R541.09-49

中国国家版本馆 CIP 数据核字（2023）第 202364 号

人卫智网	www.ipmph.com	医学教育、学术、考试、健康，购书智慧智能综合服务平台
人卫官网	www.pmph.com	人卫官方资讯发布平台

五大核心处方助力心脏康复：运动处方

Wuda Hexin Chufang Zhuli Xinzang Kangfu：Yundong Chufang

主　　编：	孟晓萍　曹鹏宇
出版发行：	人民卫生出版社（中继线 010-59780011）
地　　址：	北京市朝阳区潘家园南里 19 号
邮　　编：	100021
E - mail：	pmph @ pmph.com
购书热线：	010-59787592　010-59787584　010-65264830
印　　刷：	河北环京美印刷有限公司
经　　销：	新华书店
开　　本：	889 × 1194　1/32　印张：4.5
字　　数：	105 千字
版　　次：	2024 年 5 月第 1 版
印　　次：	2024 年 6 月第 1 次印刷
标准书号：	ISBN 978-7-117-35517-9
定　　价：	30.00 元

打击盗版举报电话：010-59787491　E-mail：WQ @ pmph.com
质量问题联系电话：010-59787234　E-mail：zhiliang @ pmph.com
数字融合服务电话：4001118166　E-mail：zengzhi @ pmph.com

序

2012年我们一起走向中国心脏康复事业的新征程，11年过去了，我们始终不忘"时时考虑患者利益，一切为了人民健康"的宗旨和初心。将心脏康复拓展为心肺（肾）预防与康复的大平台，目的是从根本上扭转和改变当时医疗机构及其从业人员火烧中段、两头不管，以及只治不防、越治越忙的被动局面，改变被动、碎片化的医疗模式，推动"以治病为中心"向"以人民健康为中心"的伟大战略转移。我们与时俱进，创新性地提出"五大处方"的全面综合管理，将双心医学、体医融合等关乎人民健康的重大问题有机融入我国心肺（肾）预防与康复方案。第一次制定了符合我国国情的心肺预防康复行业标准，并且利用国家卫健委的全国心血管疾病管理能力评估与提升工程（CDQI）项目，分期、分批做国家标准化心脏康复中心、培训基地和示范中心的认证。我们的团队是全国心血管疾病管理能力评估与提升工程项目认证的五大中心中工作最实、最好，也是最有活力、最具影响力的团队。

我们精心设计了国际一流的数据注册平台，为我国心肺（肾）预防与康复事业的可持续发展提供数据与证据支撑，也为开展相关科研工作提供了支持，并且为与国际接轨奠定了基础。我们与国际心肺预防与康复学术机构——美国梅奥医院、日本仙台群马医院等名院、名校建立了学术交流和人才培养的机制。我们组织我国从事心肺预防与康复事业的骨干到美国梅奥医院进修学习，到日本和德国留学，让大家打开了眼界，明确了方向，提升了水平。

在实践中我们发现，心脏康复"五大处方"的落地还存在许多问题。运动处方注重患者安全，但在如何体现"运动是良药"的效果方面还有欠缺。其他4个处方，也需要通过更深入的培训以提升处方质量。我们边实践，边学习，努力探索符合我国国情的心脏康复事业的规律，我们认为需要编写一套心脏康复"五大处方"丛书，为从事心脏康复的医务工作者提供整体性的指导。我们组织了国内心脏康复的专家撰写，这本书具有先进性和实用性，相信能对我们心脏康复的"五大处方"有临床指导的意义。

前途是光明的，道路是曲折的。革命尚未成功，同志仍需努力！

在此，向11年来所有为我国预防与康复事业努力奋斗、甘于奉献、勇于探索的各界朋友们及参与编写此书的专家们致以崇高的敬意！

2023年3月

前言

心脏康复是心血管内科的一门分支，是心血管治疗体系中重要的组成部分，对于心脏病患者的心脏康复是十分必要的，可以提高患者的生活质量，有效地减少心血管疾病的发病率及死亡率。我国的心脏康复事业在胡大一老师的带领下经过11年的"抗战"取得了阶段性的胜利，心脏康复以星火燎原之势在全国蓬勃发展。这11年是我们奋斗实践的11年，是中国心脏康复快速发展的11年，也是硕果累累的11年。我国心脏康复事业从小到大，从弱到强，从2012年6家心脏康复中心发展为现在346家国家标准化心脏康复中心，这11年我们积极探索中国心脏康复的发展模式，建立了心内科心脏康复一体化模式，使心脏康复的发展步伐迈得更大。胡大一教授把"五大处方"融于心脏康复的治疗中，"五大处方"已成为我们心脏康复的核心，包括药物处方、运动处方、营养处方、心理处方和戒烟处方。帮助心脏康复患者提高了生活质量，回归正常社会生活，使心绞痛、心肌梗死及心血管事件发生率明显下降。"五大处方"具有广泛的实用性，不仅适用于心脏康复，也适用于其他领域的治疗。

在落实"五大处方"的实践中，我们发现各心脏康复中心还存在一定的差距。为了更好地使心脏康复为患者服务，更好地把"五大处方"落地，我们组织专家编写了"五大核心处方助力心脏康复"丛书，这套丛书不仅适合三甲医院的医生，也适合基层心脏康复医生。一共5个分册，本册是运动处方分册。

把运动做成处方是体医融合的升华，是将体育锻炼与医学手段相结合，借助医疗机构在药物、技术、人员和设备等方面的优势，为患者快速减轻和消除症状，并通过运动达到治疗、康复、预防、增进健康的目的。通过运动康复帮助患者抵抗衰老、改善心肺功能、提高运动耐力、改善生活质量、提高身体健康指数，防止各种疾病的发生。冠心病患者通过运动可将冠心病的死亡率降低37%，冠脉严重狭窄的慢性、稳定型的冠心病患者可以通过运动建立侧支循环，提高运动耐力，减少心绞痛的发生率，是临床上治疗冠心病不可忽视的途径。

本书详细讲解了运动的生理学基础和临床运动处方的制定方法，使大家能从这本书中掌握如何为患者制定科学的运动处方。希望这本书能够给临床医生在运动治疗上提供有益的借鉴。同时，在此感谢吉林省科技发展计划项目（20210204119YY）对本书出版的支持。

孟晓萍

2023 年 4 月

目录

第一章

运动的生理学基础

第一节
运动对心脏及循环系统的影响

运动指令是由大脑皮层的中枢系统下达的。当我们准备开始运动，大脑皮层就会通过神经体液的调节将指令信号下达给心脏和循环系统。这就是为什么即使肌肉还没有开始工作，只要我们站在起跑线上或准备进入运动状态就会开始心跳加快、血流加速。

✤ 运动中机体的血流分布

运动一旦开启后，随着运动量或运动时间的增加，骨骼肌的整体做功总量会逐渐递增，这就需要更多的能量供给，以满足机体的需求。我们知道能量的来源主要是有氧代谢产生的腺苷三磷酸，而氧气主要通过呼吸的气体交换，进入血液，然后通过心脏泵的作用输送给全身各个器官和组织。最大强度的运动时，人体的每分钟单位时间内的循环血流量，会比安静状态时增加 5 倍。但各个组织器官并不是均衡增加，其中骨骼肌由于做功最多，所以血流量增加最大，可达安静状态的 20 倍；其他器官，心脏血流量增加约 5 倍，皮肤血流量增加约 2 倍，脑部血流量增加约 1.3 倍；而肝脏和肾脏的血流量则会相对减少，肝脏血流量约为安静状态时的 35%～40%，肾脏血流量约为安静状态时的 20%～25%。运动中循环血流量的增加和重新分配，有利于满足运动时机体对氧的需求，但如果进行长时间、大强度运动，则会给血流量减少的肝脏和肾脏带来危害。

৩ 运动中心搏出量和心输出量的反应

运动中，心脏作为泵血的动力系统，会将每分钟增加的血流量源源不断地输送给全身。心脏每分钟泵出的血流量叫作心输出量，心脏每跳动一次泵出的血流量叫作心搏出量，二者的关系是：心输出量＝心搏出量＊心率（心脏每分钟跳动的次数）。最大运动强度时，心脏每分钟的血流量可以增加至安静状态时的 5 倍，其中心搏出量增加约为安静状态时的 2 倍，心率增加为安静状态时的 2～2.5 倍。中等强度以下的运动，主要是心搏出量的增加明显，心率增加不显著；中等强度以上的运动，主要是心率增加明显，心搏出量基本不再增加。因此，心脏康复患者进行有氧运动时，建议选择进行中等强度运动，其目的就是在不过度增加心率负荷的前提下，让心脏的泵功能得到充分的训练。

৩ 运动中自主神经的反应调节

运动开始前，首先由大脑皮层下达指令，随后延髓循环和呼吸中枢通过交感神经和迷走神经的信号调节作用，支配心血管系统和呼吸系统，通过加大心肌收缩力和潮气量，提高心率和呼吸频率等，以达到心输出量和通气量的增加。运动开启后，肌肉中的压力感受器和化学感受器，通过感受肌肉收缩、舒张的压迫和运动代谢产生的乳酸、电解质等变化，反馈信号回延髓，用以校正延髓对循环和呼吸系统的进一步信号调节。随着运动的进行，血液动力会对主动脉弓和颈动脉窦的压力感受器产生作用，通过压力感受器的反馈机制将信号回传给延髓的循环与呼吸中枢做出调节；同时主动脉体和颈动脉体的化学感受器可以感知血液中氧、二氧化碳含量及 pH 的变化，从而反馈回延髓中枢，做出进一步的指令。一言以蔽之，运动中自主神经的调节是在大脑皮层高级中枢的前置指令、延髓循环和呼吸中枢的调节，以及周围系统的压力感受器和化学感受器反馈作用的相互校正下，精准地对血液动力和通气功能进行着不断的优化以适应运动对能量的需要。

🌿 运动中血压的应答

首先，我们来看一下静态的运动。比如，掰手腕，持续的发力，保持一种静态的等长收缩的状态。这时候，心率和血压都是会较之安静状态上升的。这一反应的调节，主要是由肌肉的收缩和肌肉能量代谢刺激肌肉的压力感受器和化学感受器向中枢发出反馈调节；同时由于周围传出的交感神经活性的增加，肾上腺髓质的儿茶酚胺分泌增加，非活动脏器和组织的血管抵抗增加，从而共同导致了动脉收缩压和舒张压都显著升高。动态的运动，对于血压的应答相对复杂。比如，在进行中等强度的有氧跑步运动时，一方面由于肌肉的收缩带来血压升高的反馈，另一方面活动肌肉的血管扩张又会带来降低血压的作用。因此，一般动脉的收缩压会升高、动脉的舒张压会下降或保持不变，从而使平均血压的整体应答变化没有静态运动的显著。

近年来，随着研究的深入，许多病理状态下的血压应答状况相继被报道。比如，心力衰竭患者由于心脏的泵血功能下降，安静状态下血压较低，运动中肌肉的压力感受器反射亢进而肌肉的化学感受器反射减弱，从而引起肌肉反射性血压反应亢进的效果，升压应答明显。再如，原发性高血压患者安静状态下血压较高，静态运动中血压会大幅度上升，经研究表明，这是肌肉压力感受器反射和化学感受器反射一同亢进的结果。所以对于高血压的人群，在静态运动的过程中要特别关注血压的应答变化，以保证自身在运动过程中的安全。

❧ 运动中肌肉血流量的应答

安静状态下，肌肉的血流量占心输出量的 15% ~ 20%，对比心脏和一些脏器组织是相对偏少的。运动后，由于血流的再分配及肌肉收缩带来的肌肉血管床的扩张，会使肌肉的血流量增加。

在规律的等张运动中，比如伸屈膝的运动，运动开始后大腿动脉的血流量会急剧地增加 3 ~ 4 倍，这一阶段主要是肌肉的机械刺激降低了静脉压，提高了肌肉的灌注压的效果；随后，在静脉回流增加和心输出量增加的作用下，肌肉的血流量进一步增加；随着运动的持续，肌肉活动的能量代谢需求和循环调节的能量供给达到平衡时，肌肉的血流量开始稳定并维持在一定水平。不同的运动强度，不同的肌肉收缩频率，使得肌肉血流量增加的程度不同。对于大肌肉群的规律性运动而言，血流量的增加主要由运动负荷决定；对于小肌肉群的规律运动，当负荷强度达到最大肌力的 25% 时，肌肉的血流量增加开始受到抑制，当负荷强度达到 30% 以上时则血流量达到平台，往往不再增加。而且，肌肉在收缩期和舒张期，以及对应不同的心脏的舒张与收缩，肌肉血流量的增加也不尽相同。比如，肌肉的收缩期间，随着负荷的加大，肌内压升高，但无论是心脏收缩期的肌肉收缩运动还是心脏舒张期的收缩运动，血流量增加值都没有明显的变化。相反，肌肉的舒张期间，随着负荷的加大，无论是心脏收缩期还是舒张期的肌肉舒张运动，血流量都随负荷增加而显著增加。总结起来，大腿下肢大肌肉群的规律性运动，肌肉的血流量在肌肉收缩期因肌内压的增加而使得增量不显著，特别是在肌肉收缩处于心脏的舒张期，而且血流量增加的程度与负荷量基本无关；肌肉的血流量在肌肉舒张期间显著增加，特别是在肌肉舒张处于心脏的收缩期的时候，而且血流量增加程度与负荷量直接相关。

静态的运动，比如等长收缩时，肌肉的血流量由于一段时间内的高肌肉收缩张力，使之增加受到限制，受限程度与肌内压持续的血管床压迫程度相关；收缩后的舒张期，随收缩期张力的程度不同血流量增加的程度也不相同。但收缩期和舒张期血流增加的差异不大，而且基本不受心脏舒张和收缩的影响。

☙ 运动中眼底血流量的应答

运动中，无论是动态的踏车运动还是静态的握力运动，都会增加脉络膜的血流量。但在持续的高强度运动或疲劳状态下，视网膜的循环血流量会出现低于安静状态的情况，这是过度换气引发的二氧化碳压力下降的代谢性影响的结果；而且恢复期视网膜和脉络膜的循环血流量会持续低于安静状态，长此以往将会对视觉机能造成损伤。

☙ 运动中内脏血流量的应答

内脏，主要包括胃、肠、肝脏、脾脏以及胰脏。这些组织器官的血液供给是通过复杂的动脉网络系统实现的。胃、肠、脾脏和胰脏的毛细血管汇集血液后，和门静脉会合后一同流入肝脏。肝脏 70% 的血液由门静脉供给，30% 由腹腔动脉分出的肝动脉供给。通过肝脏循环汇入肝静脉，最后注入下腔静脉回流入心脏。内脏的血流量大约为每分钟 1 500 毫升，约占心输出量的 25%。

运动时，心率和心输出量增加，内脏组织血管在增加的交感神经活性的作用下收缩，使得血液优先分配到活动的骨骼肌。一般来讲，最大运动强度 30%（心率大约 100 次 / 分）的运动开始，内脏的血流量开始减少；随后随着心率的增加而进一步减少，最大运动强度时约减少到安静状态的 30% 的程度。运动中内脏血流量的减少和交感神经的调节，以及血浆中去甲肾上腺素的增加密切相关。

☞ 运动中皮肤血流量的应答

皮肤血流的主要生理作用是调节体温，常温下的安静状态，皮肤的血流量为每分钟 0.2 ~ 0.3 升，约占心输出量的 5%。身体内部深层的热量通过血流源源不断地被输送到皮肤，然后散发到周围环境中。随着温度升高，人体皮肤的血管扩张，血流量增加。特别炎热的环境下，皮肤的血流量可以增加到每分钟 8 升，约占心输出量的 60%。另一方面，寒冷使得皮肤血管收缩，严寒的环境下，皮肤血流量可以减少至每分钟 0.1 升以下（近乎为 0）。皮肤血管的这一收缩扩张的运动是在交感神经的肾上腺素性收缩和胆碱性扩张的共同调节下实现的。

刚开始运动的时候，为保证血流充分地供给活动的肌肉，皮肤血管的反应是收缩状态，有毛的皮肤部分不如无毛皮肤部分明显，这是由交感神经的肾上腺素性收缩作用来调控的。随着运动的持续进行，身体深部的体温升高，手指手掌等无毛皮肤的血流量增加，血管扩张反应和运动强度成正比。随着运动的持续进行，有毛皮肤的血流量受到身体深部体温阈值的影响。运动强度越大，身体深部体温阈值就越高，有毛皮肤血管的扩张活动就开始得越晚。炎热环境下，中等程度以上的长时间运动，在有毛皮肤的血流量达到最大程度之前，38℃前后的深部体温作为抑制点，使得皮肤血流量的增加受到限制。皮肤的血管扩张和出汗，使得血浆量减少，这样会造成心脏充盈和血压动力的降低。机体为应对这一不良反应，形成了上述增加深部体温阈值和设定抑制血流增加控制点的保护机制。因此，在炎热的季节，如果进行长时间的运动，一定要及时补充水分，以确保循环功能和散热功能的维持。

　　长期的运动训练，可以有效地改善有毛皮肤的血管扩张功能。例如，6～10天的夏日训练或坚持数周的耐力性运动，可以使得控制皮肤血管扩张和发汗的身体深部体温调节阈值下降，从而起到改善皮肤血管扩张功能的效果。运动训练降低了有毛皮肤血管扩张的体温阈值，从而使得安静时的体温得以下降；这一运动训练的适应性反应效果，提高了在炎热环境下进行耐力性运动的能力。

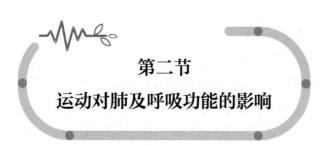

第二节
运动对肺及呼吸功能的影响

运动的指令由大脑皮层的中枢系统发出后，我们的呼吸会变得更深，肺泡周围的血流量会增加，气体交换的效率会增加，从而保证有更多的氧气进入肺泡，有更多的氧气可以通过肺泡交换到血液当中去，进而保证运动的骨骼肌有足够的氧供给。

ꙮ 运动的气体交换机制

为保持运动对能量的供给需要，人体需要通过呼吸系统和循环系统将氧（O_2）运输到做功的骨骼肌，将二氧化碳（CO_2）排出到体外。理想肺状态下，假设不存在肺泡的通气量和心输出量的气体交换不均衡状态，那么1分钟的CO_2排出量只与肺泡的换气量和肺泡中CO_2的压力有关。理想肺状态下，肺泡中CO_2压力等于动脉血CO_2压力，那么CO_2的排出量就和肺泡的换气量和动脉血CO_2浓度相关。但实际上，存在于终末细支气管以上气道内的气体容量不能交换，在解剖学上我们称之为解剖无效腔。此外，流经肺泡的毛细血管中的血液，由于肺泡膜的自身状况，产生了不能进行气体交换的死腔，这是生理原因造成的，叫作生理无效腔。因此，我们每分钟的通气量，是能够进行气体交换的肺泡换气量和不进行气体交换的死腔气体量的总和。它可以通过每分钟的呼吸频率乘以每次呼吸的潮气量（每次呼吸的通气量）获得。

当进行恒定的中等强度运动时，开始的最初阶段是第1相，这一阶段运动的肌肉还没有将运动代谢产生的 CO_2 运到肺毛细血管。这一时期，往往在运动开启后的 $10\sim25$ 秒，通气和换气应答的速度增加。从骨骼肌将代谢产生的 CO_2 运输回肺泡毛细血管开始，气体交换进入第二阶段，叫作第2相。这一阶段是开启将代谢产生的 CO_2 排出，向最终达到运动稳态（O_2 摄入量和 CO_2 排出量保持恒定）的中间过程，O_2 摄入量和 CO_2 排出量持续增加，此阶段的时间因运动个体的不同而不同。第三阶段即第3相，是体内做功的肌肉组织的气体交换消耗的 O_2 和生成的 CO_2 量，与肺内气体交换吸入的 O_2 和排出的 CO_2 量达到平衡的稳态。

❧ 运动的节律和呼吸节律

运动状态需要更多的氧气供给机体的需要，最大运动强度状态时氧气供应会增加至安静状态时的10倍。为保证这一生理的需要，我们的呼吸频率和每次的呼吸换气量会相应地做出调节。前面介绍过，每分钟的通气量，包括肺泡能够进行气体交换的气体量和死腔内不进行气体交换的气体量的总和，它受潮气量和呼吸频率的共同调节。中等强度的运动，进入到第3相时，体内肌肉代谢的耗氧量和肺泡换气量所供给的吸氧量保持供给平衡，这一时期的每分钟肺泡有效换气量保持恒定。每分钟的通气量是每次潮气量和呼吸频率的乘积，由于恒定运动下每次呼吸的死腔量相对恒定，所以每次呼吸的潮气量越大，每次肺泡有效换气量就越大，那么呼吸频率需要的次数就越少。相反，每次呼吸的潮气量越小，每次肺泡有效换气量就越小，为保证每分钟肺泡有效换气量的恒定，那么呼吸频率需要的次数就越多。在每次通气量死腔相对恒定的情况下，呼吸频率越快，每分钟死腔通气量就越多，换气效率就越低。经过运动训练的运动员，呼吸肌功能优化，在同样中等强度的运动中，相比于一般的健康人群而言，骨骼肌做功基本相同，肺的每分钟肺泡换气量基本相同，但由于潮气量大，所以呼吸的频率就更慢，换气的效率就更高。

🌿 呼吸的化学调节

运动状态下，由于做功的肌肉需氧量增加，代谢反应增强，从而要求肺的 O_2 和 CO_2 的交换量也需增加。这一呼吸的反应，是在中枢神经系统、末梢肌肉和关节的压力感受器，以及感知体液成分变化的化学感受器的共同调节下完成的。

中枢调节和肌肉收缩的压力感受器调节比较好理解，体液变化的化学感受器调节主要是指动脉血中的氧分压（PO_2）、二氧化碳分压（PCO_2）以及氢离子浓度（H^+）。化学感受器调节主要是反馈调节，通过体液成分变化的感知，调节呼吸的气体交换状况，以达到动脉血中化学成分（PO_2=100mmHg，PCO_2=40mmHg，pH=7.40）的稳定。

化学感受器的调节包括：中枢化学感受器调节和周围末梢化学感受器调节。中枢化学感受器，是指延髓的化学感受器，可以感知脑细胞外液的氢离子浓度，调节换气状态。周围末梢的化学感受器，是指主动脉体和颈动脉体，它们可以感知动脉血中的 PO_2、PCO_2 以及 H^+ 浓度的变化，随后传信号回中枢，通过中枢的指令调整呼吸的变化。人体在运动时，周围末梢的化学感受器主要是通过颈动脉体的感知作用来完成的，主动脉体的化学感受器调节基本不发挥效用。

低到中等强度运动中，动脉血中的 PCO_2 为保持安静状态下的水平，中枢化学感受器的反馈调节作用不大。运动时，颈动脉体的化学感受器的感知度增高，可以感受血液中气体浓度的微量变化；同时，肺部感知二氧化碳流速变化的感受器，参与换气量的调节控制。高强度运动（超过最大运动能力60%以上的运动），往往使得换气量急剧的增加，从而肺泡氧分压增加，动脉血二氧化碳分压下降。高强度运动时伴有乳酸的产生，氢离子浓度的变化刺激颈动脉体化学感受器做出反馈调节。

⋙ 运动的膈肌应答

膈肌纤维及支配其的膈运动神经元（颈4脊髓前后），在呼吸肌运动中起着核心作用。两者都包括各种类型，可以进行从温和的静息呼吸到剧烈运动时的呼吸的范围广泛的呼吸运动调节。

人在吸气时，胸腔的上下径和前后径都增加。上下径的增加主要是膈肌运动的效果，前后径的增加主要是肋间内肌和肋间外肌运动的结果。成年人膈肌的面积约为300平方厘米，安静状态下的活动度约为1.2厘米，单纯的膈肌活动可以在安静状态下带来300毫升的吸气量，约占安静状态下吸气量的70%。

膈肌从形态上分为肋骨侧和食道周围两部分，其中肋骨侧部分面积占膈肌总面积的 70%。人的膈肌的肌纤维胚胎时期 10% 是有氧能力强的 I 型肌纤维，出生后增加到 20%，1 年后增长为 50%，剩余的是 II a 型和 II x 型（收缩速度快但持久力差）肌纤维。长时间的耐力性运动增加了总呼吸次数，使得膈肌单位时间的活动次数增加；而抗阻力运动则是增加了膈肌的单次收缩力。

对于有呼吸系统疾病，如支气管哮喘、慢性阻塞性肺疾病（chronic obstructive pulmonary disease，COPD）等的患者，呼吸肌训练可以很好地改善膈肌功能，改善疾病的预后。特别是 COPD 已经成为继心脏病、脑卒中后的世界上第 3 大病死原因。COPD 患者的通气功能和换气效率下降，通过增加气道抵抗的抗阻训练，可以增加膈肌厚度和肺容量，提高最大吸气压，改善通气功能和换气效率。

➲ 运动的肋间肌应答

人的呼吸系统肌肉分为两大类：呼吸肌和辅助呼吸肌。其中膈肌、肋间内肌和肋间外肌属于呼吸肌。随着运动强度的增加，最大运动强度下的通气量可以增加至安静状态的 10～20 倍。这么大的增加比例，光有呼吸肌工作是不够的，还需要呼吸肌周围的肌肉辅助做功，所以这些辅助做功的肌肉群被称作辅助呼吸肌。吸气时，主要是胸部的肌肉，包括胸大肌、胸小肌、斜方肌、胸锁乳突肌和前锯肌等；呼气时，主要是腹部的肌肉，包括腹直肌、腹横肌、腹斜肌等。辅助呼吸肌起到了增加通气量和补偿呼吸肌疲劳的作用。

安静状态下，通气量较低，吸气功能主要由膈肌完成，呼气是被动的，整个呼吸过程中肋间肌和肋间外肌肉的活动贡献值很小。但安静状态下，增加通气量的时候，呼吸肌做功指数增加，肋间肌群的血流量也直线增加，而非呼吸肌的血流量基本保持不变，可见增加通气量需要改变呼吸肌血流的供给状态。

　　在渐增式运动中，随着运动强度增加，肋间肌肉群的血氧饱和度先是保持不变；但当运动强度超过呼吸代偿点，进入高强度运动时，血氧饱和度开始下降，这可能是呼吸代偿点后过度换气引发辅助呼吸肌群耗氧量增加的缘故。此外，当进入高强度负荷时，肋间肌群的氧解离增强，而活动做功的肌肉的氧解离停滞，机体优先为呼吸肌供氧，这也被称作呼吸肌的血流窃血现象。运动负荷不同，肋间肌的血流量也不同，60%最大运动强度下的肋间肌血流量最大，80%最大运动强度时肋间肌血流量开始下降，100%最大运动强度时血流量达到安静状态的水平。高强度状态下，肋间肌群的血流量减少可能与交感神经亢进引发的肋间肌群的末梢血管收缩相关联。

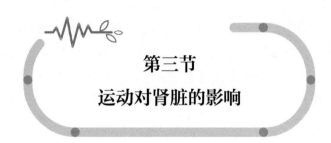

第三节
运动对肾脏的影响

　　成人的肾脏约 150 克，左右各一个。肾脏的功能是血液的净化，血浆渗透压的调节，体液电解质的调节，体液 pH 值的调节等。安静状态下，肾脏血流量约占心输出量的 1/4，是内脏器官中单位重量血流分布最多的器官。肾脏的血液循环调节机制包括自主调节（血管平滑肌的压力反馈调节）、神经调节（交感神经作用）和体液调节（肾素和加压素等激素调节）。运动状态下，肾脏血流减少，以使得更多的血流供应给运动的骨骼肌。

🌿 运动的肾血流量的应答

　　运动时，心输出量最大可以增加到安静状态下的 5 倍，而肾脏的血流量为运动状态下心输出量的 2%～4%，相对于静息状态下约占心输出量的 25% 而言，相对比例显著减少。运动状态下，血浆的去甲肾上腺素和肾素的浓度随着负荷强度的增加而增加。神经调节和体液调节对运动中肾脏血流分布起着重要作用。

　　运动时，尿液的成分受各种激素的影响而发生变化。低强度运动时，尿流量和钠排泄量都增加，心钠肽也稍有增加，而加压素则缓慢减少。运动强度增加后，肾血流量减少，交感神经的作用下肾素的生成量增加；随后肾血管抵抗增加，尿液的生成受到抑制。此外，醛固酮作用于远曲小管，保持水分和钠；加压素作用于集合管，也保持水分；最终尿液被浓缩。

心衰患者的运动的肾血流应答

心衰患者 5 年内的死亡率为 50%，10 年以上的生存率不足 15%。心衰患者由于心输出量下降，肾脏的血流量相应的减少，结果使得肾脏的钠和水的再吸收亢进，引发肾性浮肿。而且，美国纽约心脏病协会心功能分级Ⅲ～Ⅳ级的心衰患者，运动中肾血管的收缩应答比正常人过剩。其原因，一方面是肌肉收缩的机械刺激，让肾脏的交感神经活性应答过剩；另一方面是交感神经收缩血管的作用效果增强。

运动的肾脏保护作用

近年来，关于慢性肾脏病（chronic kidney disease，CKD）患者的运动康复的效果证据越来越多。坚持进行低到中等强度的运动，12 周到 1 年的效果可以有效地预防肾小球滤过率（eGFR）的低下，改善局部血管功能，校正心血管危险因子等。CKD 3～5 期的患者，最大摄氧量相当于健康人的50%～80%，长期的适当的运动可以有效地提高最大摄氧量和身体活动能力，改善生活质量和远期预后。

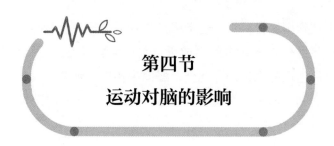

第四节
运动对脑的影响

脑存在自主调节机制，可以根据血压的变化调节脑血管的紧张度。一般平均压在 60～150mmHg 范围内时，脑血流可以保持在一定水平不发生大的变动。

运动中脑血流的应答

研究表明，当进行最大强度的自行车运动时，大脑中动脉的血流量增加 15%～20%，颈内动脉和椎动脉血流量增加 20%～30%。但如果是在疲劳状态下进行最大强度的运动或者是在酷暑下进行长时间的运动时，脑血流量则较之安静状态下不增反降。另一方面，长时间静态的运动也会使脑血流量增加，特别是在进行高强度的瓦尔萨尔瓦动作时脑血流量会发生巨大变化。

运动中脑血流的分配

颈部的动脉系统，包括了颈总动脉、颈内动脉、颈外动脉和椎动脉。其中颈内动脉主要给大脑皮质供血，椎动脉主要给大脑皮质后部、小脑、延髓等供血，颈外动脉主要给面部和头皮供血。骑自行车运动时，各部分血管的血流量并不是均一增加。其中，颈内动脉的血流量在运动强度为最大摄氧量的 60% 时，血流量增加 20%；在强度为最大摄氧量的 80% 时，血流量接近安静状态时的血流量。椎动脉的血流量，在到达 80% 最大摄氧量时，血流量会持续增加。颈内动脉和椎动脉血流量增加的不同，与各自供血的大脑区域不同，不同大脑区域的脑神经代谢活动不均一有关。此外，当运动强度为最大摄氧量的 80% 时，颈外动脉的血流量可以增加到安静状态下的 2 倍，颈外动脉血流量的急剧增加和机体的散热、体温调节等直接相关。

⚘ 运动中脑血流的调节因素

脑血液循环受灌注压和脑血管的状态的共同调节。脑血流量受脑神经活动、脑自主调节机制、自主神经活动、二氧化碳压力状态以及体循环血流量的共同调节。

低到中等强度的运动，脑血流量的增加是脑神经活动和代谢增加伴随下的血管扩张的结果。疲劳或高强度运动时，脑的代谢持续增加，但脑血流量不增反降，这可能和过度换气引起的二氧化碳压力下降相关联；也和交感神经活性增加，脑细动脉扩张抑制相关联。因此，适度的运动强度与运动时间，合适的运动环境，以保证不让大脑长时间的处于低血流量高代谢量的不匹配状态，是保护大脑功能的重要所在。

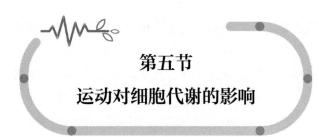

第五节
运动对细胞代谢的影响

细胞内重要的代谢单位是线粒体。线粒体的内膜上存在电子传递体系，可以将细胞内的能量基质转化为腺苷三磷酸（adenosine triphosphate，ATP），供给细胞内其他细胞器以维持正常细胞功能的能量代谢的补给。线粒体中，能量基质转化为ATP需要氧的供给，氧从末梢血管供给组织细胞需要两个阶段。其一是血液将氧运输到线粒体阶段，其二是线粒体对氧的利用阶段。不同的运动强度，使得线粒体对氧的需求、血液供给线粒体氧的输送量，以及线粒体的氧耗量之间存在相互作用和调节。

运动中细胞水平的供氧机制

在末梢组织，细动脉-毛细血管-细静脉构成了微小血管网。血液将氧运输给线粒体，需要通过扩散作用，这就需要微小血管内的血液氧浓度和线粒体侧的氧浓度存在浓度差。随着运动强度的增加，线粒体内的耗氧量增加，氧浓度下降，微小血管和线粒体间的氧浓度差增大，氧扩散到线粒体的动力增加。氧进入细胞后，在含有丰富的线粒体的肌纤维中，肌红蛋白丰富，肌红蛋白和氧结合完成细胞内将氧运输到线粒体的最后 1 公里的工作。

运动中线粒体的氧耗量应答

运动中，随着从低到中等运动强度的逐步增加，心率和心肌的收缩力也都会增加，心肌的线粒体耗氧量随之增加以保证足够的 ATP 供给。这一反馈的反应调节，受细胞质和线粒体的 ATP、ADP 以及 Pi 浓度水平的调控，同时还受线粒体内还原型细胞色素 C 浓度的调控。

运动中，随着运动强度的递增，骨骼肌线粒体对氧的消耗量增加，使得线粒体侧的氧分压下降，从而微小血管血液和线粒体间的氧浓度差增加，氧扩散到骨骼肌细胞的动力增加。运动负荷不断增加，线粒体对氧的需求量也不断增加，线粒体的氧浓度不断下降，但毛细血管血液的氧分压随着运动强度的增加而开始下降，当毛细血管血液氧分压和线粒体侧的氧分压差不足以完成氧扩散的不断增加时，线粒体的氧输送量达到峰值，线粒体的耗氧量也随之出现峰值。

第二章

运动对生化指标的影响

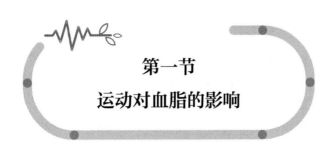

第一节
运动对血脂的影响

我们平常所说的血脂主要是指胆固醇和甘油三酯。胆固醇是构成细胞膜的重要成分，也是合成胆汁酸、类固醇激素和维生素 D 等生理活性物质的前体，是维持机体正常运转不可或缺的成分。但是，低密度脂蛋白胆固醇（LDL-C），也就是平常所说的"坏胆固醇"，在体内的水平过高将危害人体健康，包括引起冠心病、心肌梗死等，甚至心源性猝死和卒中。

降低血脂，目前的首选药物是他汀类药物。尽管他汀类药物具有降低血脂的能力，但不良反应的发生使得一部分患者出现他汀类药物不耐受。研究表明，在使用他汀类药物的基础上增加运动，作为一种联合疗法，不仅能减少他汀类药物的剂量，还能对患者的日常生活质量有益。有氧训练或耐力训练是最容易获得的运动类型之一，是指常见的活动，如步行、跑步和骑自行车，且这些运动通常不需要任何专业设备来进行有氧运动，这使得它成为最容易获得和更常见的运动类型。长期进行中等强度运动已被证明可以抵消常见的他汀类药物不良反应，例如 2 型糖尿病风险增加、肝酶升高和肌病等。

事实上，运动也可用作降低血脂的单独治疗。一项队列研究对 62 名男性进行了为期 25 年的跟踪研究。他们发现，在平均每周进行高于 2 050 千卡的体育活动后，他们的血脂水平得到改善，心血管疾病风险有所下降，表明长期持续运动有利于改善血脂异常。

据报道，平均而言，12 周或更长时间的有氧运动会使高密度脂蛋白胆固醇水平增加 4.6%，而甘油三酯水平下降 3.7%，低密度脂蛋白胆固醇水平下降 5%，总胆固醇保持不变。在本节，我们将具体介绍运动对血脂水平的影响，以及哪些运动对维持血脂水平最有帮助。

ᔆ 运动对高密度脂蛋白胆固醇的影响

研究表明，高密度脂蛋白胆固醇是最有可能因体力活动而改善的血脂成分。Banz 等人的研究表明，在相对较短的 10 周方案中，每次 40 分钟，每周 3 次 85% 的最大心率训练，13% 的运动者的高密度脂蛋白胆固醇增加（从每分升 29.8 毫克到 33.7 毫克）。在这项研究中，高密度脂蛋白胆固醇是唯一改善的血脂成分。该调查比较了长时间（每周 150 分钟）的有氧运动方案与高强度间歇跑步方案（每周 40 分钟）。然而，在进行高强度间歇运动之后，并没有发现血脂谱有所改善。因此，他们提出一个观点，即训练量，或者说运动时长，而非运动强度，是改善血脂状况的关键。他们推测，体脂和胆固醇水平之间可能存在关系，即需要足以引起脂肪量变化的运动时长才能有效地改变脂质组成成分。

运动对低密度脂蛋白胆固醇的影响

　　与高密度脂蛋白胆固醇不同，运动对低密度脂蛋白胆固醇的影响在人体中是不一致的，甚至有完全相反的结果。研究者推测，这些不同研究的结果可能是由于人们体重的变化不同所导致的。一些研究表明，单独的有氧运动并不会改变空腹血液中的低密度脂蛋白胆固醇水平，除非在此期间体重也发生了变化。此外，研究统计表明，减轻每公斤体重导致低密度脂蛋白胆固醇降低约每分升 0.8 毫克。

　　尽管目前关于有氧运动影响低密度脂蛋白胆固醇的结果不一致，但研究仍然表明运动对低密度脂蛋白胆固醇亚组分的改变可能会带来重要的心脏保护益处。低密度脂蛋白胆固醇根据其大小和密度进行分类，与心血管事件直接相关的低密度脂蛋白胆固醇亚组分是更小、更密的低密度脂蛋白颗粒。在一些轻中度血脂异常的患者中，研究人员发现，经过几个月的有氧运动后，低密度脂蛋白胆固醇没有明显变化，但致动脉粥样硬化的小而密的低密度脂蛋白（LDL）颗粒的浓度降低，LDL 颗粒的平均大小增加。因此，有氧运动对低密度脂蛋白胆固醇的影响不应仅限于总 LDL-C，还应考虑 LDL-C 亚组分。然而，瓦拉迪等人研究发现有氧运动后高胆固醇血症患者的 LDL 颗粒体积减小。因此，他们担心有氧运动可能会降低 LDL 颗粒的体积，从而增加冠心病的风险。相比之下，Elosua 等人的研究则表明有氧运动对 LDL 颗粒大小没有影响。鉴于这些不一致的结果，更多的关于有氧运动对 LDL 亚组分的影响的研究是十分必要的。

⟫ 运动对甘油三酯的影响

据大多数人报道，运动可以降低血浆甘油三酯浓度。然而，也有相当一部分研究表明，久坐不动的人在单次锻炼后甘油三酯水平没有变化。引起不同研究结果的原因尚不清楚，但似乎在需要高能量的运动中，甘油三酯浓度降低的概率会更高。实际上，无论能量消耗是低还是高，久坐的受试者的甘油三酯浓度确实发生了变化。因此，能耗可能不是造成这种区别的主要原因。研究人员发现，当参与者的甘油三酯基线水平较低时，运动后甘油三酯仅会略有下降；而当参与者的甘油三酯基线水平较高时，运动后甘油三酯则会显著降低。因此，甘油三酯基线水平可能是运动对甘油三酯改变的关键因素。

⟫ 运动如何影响胆固醇水平

运动究竟如何改善体内胆固醇水平其实并不十分明确，因为尽管有许多学者研究运动对胆固醇的影响，但这些研究基本上是与其他改善胆固醇的生活方式一起进行的，比如减肥以及饮食结构的改变。近些年的研究做了调整，患者在没有改变其他生活方式的基础上进行运动。研究者总结出运动对胆固醇的影响可能来自于以下几个方面。

❶ **运动改变脂蛋白胆固醇颗粒的大小** 小颗粒的胆固醇，比如常说的低密度脂蛋白胆固醇（LDL-C），与心血管疾病密切相关，是"坏胆固醇"。而大颗粒胆固醇则不被认为是心血管疾病危险因素。研究表明，中等强度的运动能增加体内LDL-C颗粒大小，帮助降低心血管疾病的发生。在一项研究

中，12 周的运动让小颗粒的 LDL-C 减少了 17%。这是一个非常可观的结果。

❷ **改变胆固醇的转运**　体内胆固醇主要通过饮食摄入以及体内合成，不管是通过饮食摄入的还是体内细胞合成的，最终胆固醇都会被释放入血。肝脏是清除体内胆固醇的器官。因此，人体摄入或合成胆固醇过多，以及肝脏清除胆固醇过少，都会使胆固醇积累在血液中，造成通常所说的"血脂升高"。让小鼠进行运动，研究者发现，运动能加快血中胆固醇转运到肝脏中，增加胆固醇的清除，降低血中胆固醇水平。

❸ **减少胆固醇吸收**　如上文所说，随着饮食摄入的胆固醇是体内胆固醇的主要来源之一。我们吃进去的胆固醇进入小肠吸收，然后释放入血。研究表明，患者进行 8～12 周的运动能减少小肠对胆固醇的吸收，从而减少血中胆固醇含量。

除上述这些原因以外，有研究者提出，运动使心血管获益是因为进行体育活动时所需氧气和能量需求增加，导致脂蛋白脂肪酶和肝脂肪酶的增加，从而改善体内脂质水平。

❧ 运动强度对血脂的影响

❶ **高强度有氧训练**　美国运动医学会（American College of Sports Medicine，ACSM）将高强度运动描述为大于 60% 的最大心率（HRmax）。已有研究表明 15 天的较高强度间歇训练可提高高密度脂蛋白（HDL）水平，增加 HDL 浓度和颗粒大小，且效果持续到训练后 24 小时。与此一致的是，另一项研究表明，高强度间歇训练者的 HDL 水平显著增加，约为每升 0.2 纳摩尔。但是，并非所有证据都支持高强度有氧运动可

以提高 HDL 水平。有研究表明，在每天两次以无氧阈值步行 30 分钟后，4 周后，一组肥胖患者的 LDL 显著降低，HDL 没有变化。

❷ **中等强度的有氧训练** 目前比较公认的是，中等强度的运动能改善体内胆固醇水平。中等强度的有氧训练目前被认为是 40%～60% HRmax 的运动。大多数研究支持中等强度有氧训练能改善血脂水平，并且由于心率范围，它也是较常见的运动方式之一。

有研究表明，中等强度的运动能降低低密度脂蛋白胆固醇达 10%。根据美国心脏病学协会报道，每周 150 分钟的中等强度有氧运动有助于降低低密度脂蛋白胆固醇。另外有研究表明，每周进行 5 天、每天 1 小时的步行，24 周后高密度脂蛋白胆固醇（HDL-C，即"好胆固醇"）的水平将升高达 3%～6%。另外，有学者的研究纳入了 116 名超重女性（平均 BMI=26.7），他们发现，每周两次、每次 30 分钟的中等强度的有氧训练显著降低了低密度脂蛋白胆固醇（降低约每升 0.88 毫摩尔）和 LDL/HDL 的比率。

❸ **低强度的有氧训练** 研究发现，稳定的低强度运动（小于每周 2 050 千卡）不能使血脂发生显著的变化，表明可能需要一定的运动强度才能使脂质组分得到一定的改善。

➲ 运动方式对高血脂的影响

规律的运动能降低低密度脂蛋白胆固醇水平。下面我们就列举了能降低低密度脂蛋白胆固醇的一些运动。

❶ **走路** 规律的快走可以带来许多好处。研究表明，每

周 5 天、每天 1 小时步行能降低体内低密度脂蛋白胆固醇的含量。有规律的快步走不仅是保持身材和健康的好方法，还比跑步更容易执行。

❷ **跑步** 研究表明，跑步也能降低体内低密度脂蛋白胆固醇水平。不管跑步时间长还是短，都对健康有好处。但是，越长距离的跑步降低低密度脂蛋白胆固醇的效果越明显。

❸ **骑自行车** 发表在美国心脏病学杂志的一项研究表明，每天骑自行车上班的人发生高血脂的概率明显低于不骑自行车上班的人，这说明骑自行车能降低体内低密度脂蛋白胆固醇。另外，他们还发现骑自行车上班能降低多种心血管危险因素。

❹ **耐力训练** 研究发现，在专业人员指导下进行每周 3 次、每次 40～50 分钟，共 14 周的耐力训练后，人体内总胆固醇以及低密度脂蛋白胆固醇均明显降低。

❺ **其他** 其他运动也能降低血胆固醇，这些运动包括游泳、瑜伽、篮球及足球等。

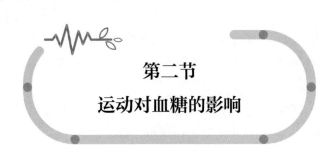

第二节
运动对血糖的影响

随着人们生活水平的提高，糖尿病的发病率逐年上升，这也让人们认识到血糖管理的重要性。除了药物，控制饮食、减轻体重、加强运动等生活方式的改善对血糖管理有积极的作用。定期锻炼已被证明可以改善血糖控制、降低心血管风险、有助于减轻体重并改善健康状况。

运动会影响血糖水平吗？答案是肯定的。美国糖尿病协会的研究表明，运动对血糖的影响可持续长达 24 小时，甚至更久。这主要是因为，运动能提高肌肉细胞对胰岛素的敏感性，使肌细胞更有效地利用胰岛素，降低血糖。此外，肌细胞本身在运动后能从血液中摄入更多糖，从而使血糖下降。

当我们运动时，我们的身体依赖于两种能量来源：葡萄糖和脂肪。运动期间血糖的变化取决于锻炼的强度和身体的能量来源。稳定状态的有氧运动，如慢跑或温和的游泳，不依赖于我们的身体产生快速的能量爆发，在这些情况下，它会从脂肪中获取更多能量，因此血糖通常会保持在同一水平或降低。高强度耐力训练、力量训练和短跑等高强度运动会导致身体释放大量肾上腺素，为确保有足够的能量随时可用，身体会从肝脏释放葡萄糖，从而提高血糖水平。更简单地说，身体是通过锻炼利用供求关系来工作。在高强度锻炼期间，手头没有能量供应来为您的锻炼提供动力。因此，它会释放葡萄糖，立即满足锻炼所需的能量需求，同时导致血糖短期飙升。在低强度运动期间，身体有足够的能量来满足需求，因此血糖通常会保持稳定或降低。

❧ 高血糖的患者如何运动

❶ **运动的频率**　每周至少进行 3 天的有氧运动，但不连续两天均进行运动。每周至少进行两次抗阻运动，但更理想的是每周进行 3 次，同时定期进行有氧运动。

❷ **运动的强度**　有氧运动至少应为中等强度（例如快走），约为最大摄氧量的 40%~60%。将主观运动强度水平定为 0~10（其中 0 是静止状态，10 是尽最大努力的运动），相对而言，中等强度的活动可以表示为 5 或 6 的运动强度水平，或最大心率的 50%~70%。高强度的有氧运动可能会带来额外的好处（即大于最大摄氧量的 60%）。相对而言，剧烈强度活动可以表示为 7 或 8 的运动强度水平，或最大心率的 70%~90%。如果是抗阻运动，则应该是适度的。涉及大肌肉群的重复抗阻运动是最佳运动方案。

除以上建议外，还建议逐渐增加有氧运动的强度，以尽量减少受伤的风险，特别是在存在某些糖尿病并发症的情况下。逐渐提高有氧运动的强度，也能提高依从性。

❸ **运动的时间**　每天 20~60 分钟的有氧运动应连续或间歇进行，每次至少 10 分钟，每周累计 150 分钟。

❹ **运动的类型**　建议采用多种有氧运动，但任何运用到

大肌肉群并导致心率持续增加的形式（包括快走）都可能是有益的。步行、游泳或骑自行车等不会对脚部施加过大压力的运动是一些合适的选择。每次抗阻训练都应涉及主要肌肉群（腿、臀部、胸部、背部、腹部、肩部和手臂）。根据文献，抗阻锻炼计划涉及卧推、腿部伸展、直立划船、侧向下拉、站立腿弯举（脚踝重量）、哑铃坐姿肩部推举、哑铃坐姿二头肌弯举、哑铃三头肌回弹和腹部弯举的组合已被证明可以改善患有 2 型糖尿病的老年人的血糖。

运动处方要考虑的因素包括年龄、能力、疾病状态和个人对运动类型的偏好。一般来说，年长、肥胖的 2 型糖尿病患者需要较长的适应时间，可能需要较慢的进展，但建议老年人尽可能多进行体育锻炼。

同样，为了避免受伤，抗阻运动的频率和强度的进展应该缓慢。当每组重复的目标次数可以持续超过时，首先增加重量或阻力，并且只增加一样，然后增加组数，最后增加频率。在训练的早期，每次至少应包括几组抗阻训练，并且每组完成 10 ~ 15 次重复以接近疲劳。

❧ 糖尿病患者运动前的风险评估

医生应该在这方面使用临床判断。当然，应鼓励高危患者从短时间的低强度运动开始，慢慢增加强度和持续时间。医生应评估患者可能禁忌某些类型的运动或容易受伤的情况，例如不受控制的高血压、严重的自主神经病变、严重的周围神经病变或足部病变史以及不稳定的增殖性视网膜病变，并考虑患者的年龄和以前的身体活动水平。

不建议常规进行运动负荷测试来检测冠心病风险低（10年内风险低于 10%）的无症状个体。建议将运动负荷测试主要用于有冠心病风险较高且希望进行比快走更剧烈的活动的久坐不动的、年龄大于 40 岁、伴有高血压、微量白蛋白尿等危险因素，或存在晚期心血管或微血管并发症（如视网膜病变、肾病）的糖尿病患者。

✤ 特殊情况下的运动建议

① **高血糖** 当 1 型糖尿病患者缺乏胰岛素并患有酮症时，运动会加重高血糖和酮症，因此，在存在酮症的情况下应避免剧烈活动。2 型糖尿病患者通常不会严重缺乏胰岛素，他们不必仅仅因为高血糖（高于 16.7 毫摩尔每升）而推迟运动，只要他们感觉良好，并且在没有酮症的情况下有足够的水分，即可进行适量的运动。

② **低血糖** 在进行适度运动的 2 型糖尿病患者中，肌肉对血糖的利用通常比肝葡萄糖产生的增加更多，并且血糖水平往往会下降。然而，血浆胰岛素水平下降，使得任何不使用胰岛素或促胰岛素分泌剂的人发生运动引起的低血糖的风险非常小，即使是进行长时间的体育活动，也不易发生运动后低血糖。在服用胰岛素和 / 或促胰岛素分泌剂（如磺脲类药物：格列本脲、格列吡嗪和格列美脲，以及那格列奈和瑞格列奈）的个体中，如果不改变药物剂量或碳水化合物摄入量，进行运动训练可能会导致低血糖。对于接受这些疗法的个体，如果运动前血糖水平小于 5.6 毫摩尔每升，则应摄入一定的碳水化合物。在未使用胰岛素或促胰岛素分泌剂治疗的糖尿病患者中，

低血糖的发生是罕见的，因此，在此情况下也通常不建议对低血糖采取预防措施。

糖尿病患者出现并发症时的运动建议

① **视网膜病变**　在存在增殖性糖尿病视网膜病变或严重的非增殖性糖尿病视网膜病变时，可能需要禁止剧烈的有氧运动或抗阻运动，因为有引发玻璃体出血或视网膜脱离的风险。

② **周围神经病变**　四肢疼痛感降低会导致皮肤破裂和感染以及沙尔科关节的风险增加，因此建议患有严重周围神经病变的患者进行非负重运动。研究表明，中等强度的步行可能不会导致周围神经病变患者发生足部溃疡或再发溃疡的风险增加。患有周围神经病变且没有急性溃疡的个体可以参加适度的负重运动，但建议进行全面的足部护理，包括每天检查足部和使用合适的运动鞋，以预防和发现早期溃疡。任何有足部受伤或开放性溃疡的人都应该进行非负重运动。

③ **自主神经病变**　自主神经病变可通过降低心脏对运动的反应、增加体位性低血压发生、增加体温调节受损、增加由于乳头状反应受损导致夜视力受损以及胃轻瘫增加运动诱发的损伤或不良事件的风险，从而导致低血糖。自主神经病变也与糖尿病患者的心血管疾病密切相关。患有糖尿病性自主神经病变的人在开始进行比平时更剧烈的体育运动之前，应进行筛查并获得医生的批准，并尽可能进行运动压力测试。最好使用直接测量最大心率的心率储备法来规定运动强度。

④ **白蛋白尿和肾病**　体力活动可急剧增加尿蛋白排泄。

然而，没有证据表明剧烈运动会增加糖尿病肾病的进展速度，并且可能不需要对糖尿病肾病患者进行任何特定的运动限制。运动可以提高肾病患者的身体机能和生活质量，甚至可以在透析期间进行。

一项研究发现，2 型糖尿病患者在每周 3 天（60% 最大摄氧量）、每天 30 分钟、持续 6 周的运动训练中，血糖水平有所下降。

第三节
运动对尿酸的影响

尿酸是体内正常存在的物质，由肾脏通过尿液排出。但是，如果血中尿酸产生增加或者排泄减少，会导致高尿酸血症。高尿酸血症定义为在正常嘌呤饮食下，不同天两次空腹测试的 SUA 水平，男性大于 7 毫克每分升，女性大于 6 毫克每分升。据统计，我国高尿酸血症人数已达 1.7 亿，总体患病率为 13.3%。近年来，HUA 的发病率呈上升趋势，呈低龄化趋势。此外，高尿酸血症是许多慢性病的危险因素。血中尿酸水平每增加 60 微摩尔每升，糖尿病发病率增加 17%，高血压发病率增加 13%，冠心病死亡风险增加 12%。

过多的尿酸结晶会在关节中聚集，导致关节、肌腱和周围组织（通常在下肢）出现剧烈疼痛、发红和肿胀，这就是平常所说的"痛风"。目前，中国痛风患者已超过 8 000 万人，并以每年 9.7% 的速度快速增长。如果不治疗，痛风会导致不可逆转的关节损伤、慢性疼痛问题以及关节畸形。此外，人们在疼痛时不太愿意移动，这导致缺乏活动能力、肌肉无力和关节僵硬等问题增加。

痛风与肥胖和体重增加有关，尤其是当内脏脂肪水平高时，这种风险随着年龄的增长而增加。此外，吃富含嘌呤的食物（如肉类和海鲜）会增加患痛风的风险。大量饮酒以及饮用大量含糖饮料会增加痛风发作的风险。由于痛风与肥胖和体重增加有关，因此减肥是管理和控制痛风的一种好方法。此外，最近的研究结果表明，低强度到中等强度的体力活动可以对血清尿酸水平产生积极影响，而剧烈活动可能会加剧痛风的进程。因此，适度运动和饮食调整有助于控制尿酸水平并防止痛风发作。

运动中嘌呤代谢的变化

有学者研究了间歇性高强度训练对参与嘌呤代谢的酶活性的影响。在该研究中，11 名受试者每周进行 3 次短跑训练，持续 6 周。在训练期之前和之后 24 小时进行肌肉活检用于测定酶活性。训练后，与训练前水平相比，参与嘌呤代谢的 5′-磷酸腺苷脱氨酶的活性降低，而次黄嘌呤磷酸核糖基转移酶和磷酸果糖激酶的活性显著升高。与此相对应的是，训练后受试者血浆中次黄嘌呤的积累较训练前降低。同时，尿酸的积累显著降低，约为训练前值的 46%。根据观察到的肌肉酶活性和血浆嘌呤积累的变化，研究者认为，高强度间歇训练导致从肌肉到血浆的嘌呤释放减少，从而降低血尿酸。

运动对痛风的影响

运动对痛风患者有保护作用。它不仅可以降低血液中的尿酸水平，而且一些研究发现，持续运动可以将尿酸水平升高的人的寿命延长 4~6 年。由于体重增加和肥胖会增加尿酸水平，因此扭转这些问题也将降低急性痛风发作的风险。更重要的是，运动已被证明可以减少炎症。胰岛素抵抗也会增加痛风发作的风险，而上文已经介绍过，运动可以降低胰岛素抵抗。并且，运动与低热量饮食计划相结合已被证明是减少痛风症状的最有效的非药物相关干预措施。锻炼对痛风患者有帮助的另一个领域是在急性发作后恢复力量和柔韧性。疼痛会降低患者的活动水平，当身体不运动时，关节会变得僵硬并变得不灵活。最近的一项临床研究表明，运动方式有助于在痛风发作后恢复患者的运动能力。此外，另一项研究发现，经常锻炼的痛风患者不太可能患上痛风石。

✤ 痛风发作期间可以锻炼吗

最好不要在痛风发作期间锻炼，而是在发作结束后再进行锻炼。在痛风发作期间，应该休息，局部涂抹冰块，如果痛风疼痛发生在下半身的一个关节，应该抬高双腿。通常在痛风急性发作期间，炎症过程处于最发展的状态，在疼痛的关节处增加运动往往会加剧炎症过程。此外，在发作期间，站立和行走等负重活动可能会很痛苦。因此，痛风发作的立即治疗是使用抗炎药和降尿酸药物（如别嘌醇）。此外，限制疼痛关节的剧烈运动有助于减轻炎症。但是，不增加疼痛的非负重、低强度运动也是可行。一般来说，经常进行中低强度运动的痛风患者比久坐或高强度运动的人预后更好，并且在急性痛风发作之前、发作期间和发作之后都是如此。特别是在痛风急性发作后，立即停止对关节有很大影响的运动，也是很重要的。

痛风急性发作后如何重启运动

在急性痛风发作后重新开始锻炼时要记住的主要事情是花时间恢复正常活动。如果患者在痛风急性发作前有跑步的习惯，那么，在痛风急性发作停止后，可以逐渐进行从低强度到中等强度的运动，例如步行或骑自行车。最好避免高强度运动，因为这会增加体内的尿酸水平，从而导致痛风再次发作。高强度运动包括使人达到最大心率 76% ~ 96% 的活动，例如短跑锻炼、高强度间歇训练和高强度骑自行车。

对痛风患者的运动建议

锻炼心血管系统的运动最适合控制尿酸水平并有助于控制体重。这些类型的锻炼包括步行、骑自行车和游泳。此外，如果痛风多次发作，那么关节可能会出现永久性关节炎变化，这会限制关节的运动范围。因此，较低冲击力的运动，例如游泳和水中有氧运动，这些运动涉及浮力以减少关节的压力，可能更适用于痛风多次发作的患者。

此外，一般的柔韧性练习也很有帮助。瑜伽等运动有助于保持一定的运动能力。事实上，一项研究结果表明，瑜伽可以帮助患者改善痛风的疼痛程度。力量训练已被证明有助于治疗其他疾病，如骨关节炎和类风湿性关节炎，但关于力量训练和痛风的研究很少。需要注意的是，痛风患者的下肢力量通常会下降，因此，针对下肢的力量训练将有益于痛风患者进行锻炼。

运动对身体机能的影响

第三章

　　运动是人类在社会发展中根据生产和生活的需要，遵循人体生长、发育规律，以身体练习为基本手段，达到增强体质、提高运动技术能力、丰富社会文化生活的一种有意识、有组织、有目的的社会活动。运动锻炼可以起到提高人体各器官系统的机能，影响心血管系统、精神心理、提高机体免疫力等作用。

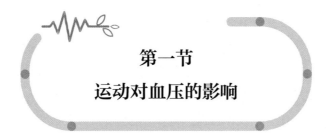

第一节
运动对血压的影响

　　血压（blood pressure，BP）是指血液在血管内流动时作用于单位面积血管壁的侧压力，它是推动血液在血管内流动的动力。在不同血管内被分别称为动脉血压、毛细血管压和静脉血压，通常所说的血压是指体循环的动脉血压。影响动脉血压的因素主要有5个方面：①每搏输出量；②外周阻力；③心率；④主动脉和大动脉管壁的弹性；⑤循环血量与血管容量。

∋ 运动中血压的变化

运动时平均动脉压增高，不同的运动形式收缩压和舒张压的增长幅度也不尽相同。

等张运动（又称动态性运动）时收缩压会明显升高，舒张压的变化相对较小，甚至可能出现下降。主要原因是动力性运动中心肌收缩增强，血流加快，使得收缩压明显增高，然而，交感舒血管神经的兴奋以及代谢加强引起的肢体温度上升使外周血管扩张，加之肌肉泵作用下静脉回流加快，使外周阻力相对下降，在升压和降压的共同作用下使得舒张压变化较小。在一些心血管疾病中，运动时舒张压上升 15mmHg 以上是终止运动负荷试验测试的重要标志之一。安静时，正常成年人收缩压大约为 120mmHg，而最大强度运动时收缩压可能超过 200mmHg。有文献报道，高水平运动员在最大强度有氧运动时，收缩压可达到 240～250mmHg。运动强度增加，心输出量增加，从而收缩压升高，增加了血管中的血流量，从而有助于将物质运送到工作的肌肉。在进行次最大强度耐力运动时，血压保持相对恒定，强度增加，收缩压也会随之增高，当运动强度保持一定时间恒定时，收缩压可能会缓慢下降，这是由于活跃的肌肉内小动脉扩张，后负荷有所下降，心脏射血负担相对减小。

等长运动（又称静力性运动）时，易出现屏气使胸腔压力上升，后负荷增高，心搏量有所下降，心室余血量较多，静脉回流阻力增加，加之肌肉强直收缩对外周血管的压迫使得外周血流不畅，阻力明显升高，因此使得收缩压的升高幅度相对较小，而舒张压明显增高。

运动中血压的异常表现主要包括运动性高血压和运动收缩压降低。运动性高血压是指运动中血压增高的幅度超过正常范围，包括收缩压和舒张压两者。对于如何确定运动血压的正常与异常反应的界点，目前尚无统一的标准。通常采用运动分级的评价方法。多数研究者采用的标准是：最大运动中收缩压大于 210mmHg（或大于 200mmHg）。也有研究 5 代谢当量（metabolic equivalent，MET）运动水平的收缩压大于 150mmHg 定为异常，前者更为常用。运动舒张压升高大于 10mmHg 或 15mmHg 或大于 100mmHg 也属运动性高血压。大多研究支持高血压患者在运动中，收缩压随着运动负荷的增加显著增加，且容易出现运动血压过高反应。舒张压在运动中的波动较小，中老年人在运动试验中或者运动后舒张压升高或者降低不超过 10mmHg 属正常。舒张压主要与外周血管阻力相关，运动过程中血流量增加，血流对血管壁的切应力增加，促使内皮细胞分泌一氧化氮增加，从而外周血管扩张，故舒张压的变化并不明显。舒张压随运动负荷增加而升高可能是老年人血脂代谢缓慢、动脉血管硬化、血管内皮细胞呈炎性反应、舒血管物质减少而缩血管物质增多所导致。近年一些研究扩大了运动性高血压的内涵，运动中血压上升速度过快和运动后血压恢复太慢也属于超强增压反应的范畴。

运动时收缩压和平均动脉压不上升也属于异常血压反应，称为劳累性低血压，目前认为是冠心病的一种征兆。有研究表明 40～49 岁男性与女性进行运动中容易出现两类风险，即心肌缺血和在运动负荷增加时出现血压下降。

✑ 运动对高血压的影响

高血压：根据《中国高血压防治指南》（2018 年修订版），

在未使用降压药的情况下，测量非同日 3 次血压，收缩压（SBP）大于等于 140mmHg 和 / 或舒张压（DBP）大于等于 90mmHg。

运动性高血压： 根据 Framingham 标准，次极量运动负荷下（心率达最大心率的 85%～90%）男性收缩压峰值大于等于 210mmHg，女性收缩压峰值大于等于 190mmHg。

高血压病是当今世界上流行最广泛的疾病之一，是导致冠心病、脑卒中等严重心脑血管疾病的重要危险因子。中国高血压调查最新数据显示，2012—2015 年我国 18 岁及以上居民高血压患病粗率为 27.9%（标化率 23.2%），并有继续增加的趋势。因此，高血压病防治已经成为临床医学、康复医学和运动医学领域共同关注的一个重大课题。目前，有关高血压的康复治疗主要集中在药物、运动和饮食 3 个方面。我国治疗高血压仍以药物治疗为主，然而，高血压药物治疗方面存在不良反应明显、患者的依从性差等突出问题，同时给患者带来很大的经济负担，因此，非药物疗法已逐渐成为现代医学研究的焦点。运动治疗作为非药物疗法的重要组成部分，因其操作简单方便、容易接受、效果显著等优点被广大患者接受。近年，有学者证实，运动疗法作为一种非药物治疗手段，不仅能明显降低血压，还具有提高生活质量、控制体重等作用。

❶ 有氧运动　有氧运动是一项在有氧代谢状态下，长时间进行的、缓和的运动形式。高血压患者通过规律的有氧运动，一方面能够缓解交感神经的兴奋度，消耗高血压患者的机体能力，促进患者血管扩张；另一方面可以降低体内的胰岛素含量，对降低血压具有良好的效果。常见的运动形式包括健步走、广场舞、太极拳、慢跑等，这些运动的主要特点是放松、缓和，是一项强度适中的运动。WHO 全国联合委员会第七次

报告（JNC-Ⅶ）指出，原发性高血压患者维持 10 周、每天 30 分钟以上、每周至少 3 次且强度适中的有氧运动，血压水平能够得到显著下降。美国运动医学会以循证医学为基础建议，高血压患者持续进行 30 分钟、中等强度的有氧运动，对降低血压有较大益处。加拿大高血压协会强调，轻度高血压患者可进行每次 30 分钟、每周 3 ~ 4 次的中等强度运动，降压作用优于高强度的运动；并指出可将有氧运动作为高血压患者药物治疗的辅助治疗，无高血压者也应多进行有氧运动，预防高血压。

❷ **抗阻运动**　抗阻运动是以自身力量去克服阻力进而完成运动的方法，这种阻力可以来自自身，也可来自他人或借助于器械（如沙袋、哑铃、弹簧等），抗阻运动可有效降低高血压病患者的收缩压和舒张压。一方面，抗阻运动使体内血压变异性降低，降低副交感和交感神经系统缩血管的作用，进而达到降低血压的作用。另一方面，中等强度的抗阻运动可以使体内一氧化氮含量增加，有研究发现，一氧化氮是功能性抗交感神经作用的重要物质之一，具有抗血栓、舒张血管的作用，在中等强度的抗阻运动中，心输出量增加，骨骼血流量增加，使得血管应激性加强，机体产生一氧化氮增加，从而达到降压效果。再者，抗阻运动能够降低体内炎性因子，从而减少对内皮细胞的损害，降低血压。美国运动医学联合会也提倡将抗阻运动作为预防和治疗高血压的一个良好补充。

❸　中国传统运动

（1）太极拳：太极拳作为中国传统的养生运动之一，与中医基础理论关系密切，其练习过程中强调动作、意识、呼吸相结合，注重身心合一，以使机体达到阴阳平衡的状态。研究表明，太极拳对血压具有良好的调节作用，其作用机理主要有以下几个方面。

1）太极拳属于温和运动：温和运动是以有氧运动为基础，整个运动过程中供氧充分，可加速体内脂肪、糖和蛋白质的分解，提高肺活量，减少外周血液循环的阻力，从而促使血压下降；温和运动可降低交感神经的兴奋性，提高迷走神经的兴奋性。因此，温和运动可引起外周血管扩张和血压下降；温和体育运动能使人释放一种欣快物质，即内啡肽，该物质能减缓或者消除老年人的负性情绪，使全身处于紧张状态的小动脉得以舒张，从而促使血压下降。

2）太极拳对内分泌系统具有很好的调节作用：太极拳运动训练可使血中的升压激素（洋地黄样物质、儿茶酚胺）含量减少，降压激素（前列腺素 E、多巴胺、牛磺酸）含量增加，运动可以使一氧化氮与内皮素的比值处于一种动态平衡，减少了高血压患者体内氧自由基对血清内皮素的促进分泌，促进了人体内环境的相对稳定，转而降低对血管的紧张程度，达到了降压的效果。

3）太极拳对于大脑皮层有很好的调节作用：太极拳运动的整个过程都是在大脑皮层有意识的控制下完成的。长时间的太极拳锻炼使大脑皮层运动区和其他功能区建立广泛联系，人体大脑机能进入良好的觉醒状态，这种觉醒状态提高大脑机能的同步化、有序化水平；进而调节大脑皮层兴奋和抑制过程，提高血管运动中枢的功能状态，重新调节机体的血压水平，使血压能够稳定在较低水平。

4）太极拳对体内微循环系统有着良好的改善作用：太极中螺旋式弧形动作使周身肌肉、韧带和关节在均匀、柔和、连贯的旋转中得到运动，能改善体内微循环，降低外周阻力，指端血管容积增大，减少体内淤血现象，促使血压下降。

5）太极拳所练习的呼吸方法对心血管系统具有改善功能：太极拳练习的呼吸方法有自然呼吸、腹式顺呼吸、腹式逆呼吸和拳式呼吸，有研究表明腹式呼吸法能增加膈肌的运动幅度，既增加了肺通气量，又可以对内脏器官进行有节律的按摩，有助于改善心血管系统。

（2）八段锦：八段锦是一种中国传统的养生运动。它以中医阴阳、脏腑、气血、经络理论为基础，包含 8 个圆活连贯、动静相兼的动作。八段锦的锻炼具有疏通经络、强筋健骨、调节气血运行和人体脏腑阴阳平衡的功能。近年来，国内外研究表明，八段锦是一种安全有效的有氧运动，能平稳有效地降低高血压患者的血压水平，其作用机理主要有以下几个方面。

1）八段锦锻炼能通过调节血脂、降低血糖延缓血管硬化和血管弹性下降的进程。

2）调节体液因子，降低血液中 C 反应蛋白含量，减少血管内皮炎症反应，改善血管内皮功能。

3）改善血液流变性，降低全血黏度、全血还原黏度纤维蛋白浓度、红细胞刚性指数和聚集指数。

4）改善患者精神状态，降低交感神经兴奋性。

5）降低体质指数，从而降低高血压患病的风险。

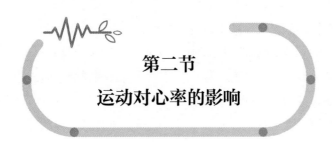

第二节
运动对心率的影响

心率（heart rate，HR）是指正常人安静状态下每分钟心跳的次数，也叫安静心率，可因年龄、性别或其他生理因素产生个体差异。一般来说，年龄越小，心率越快，老年人心跳比年轻人慢，女性的心率比同龄男性快，这些都是正常的生理现象。安静状态下，成人正常心率为每分钟 60～100 次，理想心率应为每分钟 55～70 次（运动员的心率较普通成年人慢些，一般为每分钟 50 次左右）。心率作为一项重要的生理指标在运动监控中常被用来反映运动强度和生理负荷量，同时也是反映体内代谢情况的灵敏指标。

运动中心率的变化

心肌细胞具有产生电信号的特殊能力，称为自动节律性，能够在没有外来刺激的条件下产生收缩，如果没有神经和激素的刺激，人的正常静息心率范围在每分钟 60～100 次。运动中，心率会受到 3 个主要方面的调节而发生变化，即副交感神经系统、交感神经系统及内分泌系统。副交感神经系统和交感神经系统都是自主神经的分支，分别对 HR 具有抑制和促进的作用。例如，在运动开始阶段或者低强度运动时，HR 由于抵制迷走紧张而增加；随着强度的增加，交感神经活化，HR 会持续增加。内分泌系统主要依靠去甲肾上腺素和肾上腺素两种激素调节，交感神经的刺激可诱发这些激素的释放，而这些激素的活动又可以延长交感神经的反应。刚刚剧烈运动后，HR 是加快的，这是交感神经兴奋的缘故，但此时因为周围血管的扩张，血压却是轻度下降的。稍作休息后 HR 逐渐恢复，血压会有一个轻度的反弹升高，这是神经调节的结果。完全休息后 HR 恢复正常水平，血压也恢复到平时的水平，这是人体自动调节机制的作用，主要通过神经调节，少部分通过体液调节。

运动中的心率与运动训练量和训练强度息息相关。运动时心率分为极限负荷心率（180BPM 以上）、次极限负荷心率（170BPM）和一般负荷心率（140BPM 左右）。峰值心率（peak heart rate）是指机体在运动过程中所能达到的最大心率。该指标随性别、年龄、运动形式等因素的改变存在一定差异。一般有两个较为常用的计算公式：220-年龄（岁）和210-0.65×年龄（岁），实验室得到的数据与第一个公式吻合的稍好。每个公式的标准差为每分钟 10 次。

研究显示，当机体完成单一较低强度运动时，HR 在运动初期会出现迅速上升，达到一定水平后会在较长的时间里维持在一个波动不大相对稳定的范围内，称为平台期，提示机体处于稳态当中可以满足在特定负荷下对循环系统的需求，此时的心率称稳定状态心率。随运动的持续，HR 将出现再次增高直至最大心率，此时的心率升高是机体功能稳态被打破，发生运动疲劳的标志。如果达到平台期后运动强度继续增加，心率将会在 2~3 分钟内达到新的稳定状态心率，运动强度越大，达到这种稳定状态的时间就越长，或者无法达到稳态直至最大心率。运动时心率的变化可以作为评价运动强度的生理负荷指标，一般如果 HRmax 为 220BPM，则心率高于 185BPM 的运动强度为极限强度，170～185BPM 为亚极限强度，150～169BPM 为大强度，120～149BPM 为中等强度，低于 120BPM 高于静息心率的为低强度。此外，HR 也可以作为评价人功能状态的客观指标，是预测心肺能力的有效指标。如，受试者进行类似功率自行车的运动训练，在相同次最大强度负荷下运动，心肺耐力较好者的稳定状态心率通常比心肺耐力较差者低，较低的稳定状态心率表示心肺机能较好。

运动后心率包括运动后即刻心率和恢复期心率。恢复期心率下降越快，恢复时间越短，心血管机能越好，通常以运动后 1 分钟心率下降 12BPM 或 2 分钟后下降 42BPM 为运动后心率恢复正常值。相同运动负荷后，心率恢复加快，提示对训练负荷适应或机能状况良好。运动后心率的恢复速度和程度，可衡量运动员对训练负荷的适应水平或者身体机能状况。一般从运动后第 2 分钟开始测 6 秒、10 秒或 30 秒的心率，用于观察患者对运动负荷和训练强度的反应和恢复情况，以探求取得最大化训练效果的适宜运动负荷。

ᓚ 运动对心律失常的影响

运动促进健康已经成为体育、医学、教育等相关领域专家和大众的共识。积极参加体育运动可以降低心血管疾病的发病风险和全因死亡率。研究表明，运动与健康具有一定的剂量效应关系。然而，伴随运动强度的增加，发生运动相关的心血管事件的风险也在增加。不适量不科学的运动可能会导致心脏节律调节失常以及病理性心律失常，如心动过缓、早搏、心动过速等。运动可诱发各种心律失常，原因包括：①运动引起儿茶酚胺或肾上腺素分泌增加，易诱发各种期前收缩、心动过速、心房颤动或心房扑动，少数情况下可诱发心室颤动；②运动诱发急性心肌缺血时的心律失常常与心肌缺血同时发生，缺血缓解后心律失常消失；③运动引起心肌兴奋性增高，诱发期前收缩、心动过速等心律失常；④运动引起的心率加快，使原来潜在的传导阻滞显露出来。

① 运动与房颤 心房颤动（atrial fibrillation，AF）简称房颤，是最常见的心律失常之一，是指规则有序的心房电活动丧失，代之以快速无序的颤动波，是严重的心房电活动紊乱。房颤的发生与多种因素有关，如心脏瓣膜病、高龄、遗传因素、种族、肥胖、久坐、剧烈运动及患有高血压、糖尿病、甲状腺功能异常、阻塞性睡眠障碍等。规律的运动不仅能够有效预防房颤的发生，还能减轻房颤患者的症状，减少相关并发症的发生。但有研究表明，长期进行高强度训练的运动员发生房颤的风险明显增加。

（1）运动诱发房颤的机制：不同强度的运动对房颤的发生产生的影响不同。研究表明，轻中度体力活动会降低房颤发生风险，而高强度体力活动可增加房颤发生风险。运动诱发房颤的机制如下。

1）心房异位活动增多：

有证据表明，与普通人群比较，长期进行高强度训练的跑步者心异位活动（房性早搏）明显增多，增加了房颤发生的易感性。

2）自主神经系统平衡改变：

持续的耐力运动训练均会导致自主神经系统平衡的改变，使副交感神经张力增强，交感神经张力减弱。尽管这些变化具有心脏保护作用，但是会激活乙酰胆碱依赖性钾离子电流，缩短心房不应期，从而诱发房颤。

3）心脏结构重塑：

长期进行耐力训练，血流动力学负荷明显加重，使心脏出现适应性增大，尤其是左心房，这种心脏结构的重塑更易发生房颤。

4）炎症反应和心肌纤维化：

炎症反应和心肌纤维化是房颤发生的重要危险因素。既往大量研究结果表明，剧烈运动可能导致炎症反应和纤维化。

5）家族性遗传基因的调控：

目前，约有 30 个已知基因与房颤发生相关，如 HCN4（超极化激活环核苷酸门控钾通道 4）、KCNA5（钾电压门控通道亚家族 A 成员 5）、KCND3（钾电压门控通道亚家族 D 成员 3）、KCNE1-3（钾电压门控通道亚家族 E 调节亚基 1-3）等。

6）运动类补剂的使用：

有研究表明，运动补给的长期使用和电解质稳态的变化也是房颤风险增加的原因。

（2）房颤患者的运动康复管理：目前房颤的治疗主要包括危险因素的管理、心室率和节律的控制及卒中及栓塞事件的预防。有研究表明，对房颤患者进行一定的以运动为基础的心脏康复管理，不仅可以明显减轻房颤负担和维持窦性心律，还能提高生活质量。2019 年美国心脏协会在房颤患者管理指南中将体重管理作为一项新的治疗手段，对于超重或肥胖的患者通过饮食和运动管理减轻体重，不仅可以减轻症状，还可以降低房颤的发作频率。

（3）房颤运动员的管理：长期进行高强度耐力训练（如马拉松、滑雪、长跑等）的运动员，发生房颤的风险较普通人高。运动员房颤的治疗具有挑战性。房颤运动员的治疗和普通人相似，包括：控制节律和心室率，预防卒中及栓塞事件，减少并发症的发生，同时定期复查心电图、心脏超声，监测心血管危险因素，及时评估心脏功能，识别心律失常。针对症状轻微的房颤运动员，可适当调整运动类型、频率、强度及运动时长。对于症状严重者，需要通过药物／手术控制。

❷ **运动与室性心律失常**　室性心律失常指起源于心室的心律失常，是常见的心律失常，包括室性早搏（室早）、室性心动过速（室速）、心室颤动（室颤）等。长期不适量运动可能导致室性心律失常。

（1）运动诱发室性心律失常的机制

1）自主神经系统功能失调：自主神经系统包括交感神经和迷走神经，主要通过神经末梢释放相应的递质（去甲肾上腺素或乙酰胆碱）作用于心血管受体（β受体或 M 受体）对心肌细胞的离子通道功能和生物电活动进行调控。运动期交感神经过度兴奋以及运动后恢复期迷走神经再兴奋减弱都可能诱发室性心律失常。

2）心脏超负荷性损伤：在运动负荷试验时，可导致心力衰竭患者的心脏负荷进一步过度增加、冠心病患者的心肌需血与供血矛盾更趋恶化、心肌病等患者的病变心肌活动异常加重。同时，超负荷运动可引发急性心肌损伤（血肌钙蛋白增高），从而诱发室性心律失常。

3）年龄：老年人易伴有较多的心血管病危险因素、心内外疾患和／或衰老综合征等，心脏结构和功能易发生增龄性病变，如心脏瓣膜退行性变、心肌纤维化，在运动试验等应激情况下，易诱发心功能不全和室性心律失常。

4）患有潜在的致心律失常的因素：如长期吸烟、酗酒、肥胖、缺乏体力活动等、伴有遗传性心脏疾病如 Q-T 间歇期长综合征等易发生室性心律失常。

5）其他：运动能力低下（小于 3MET）、运动性高血压以及左心室室壁运动异常等。

（2）运动性室性心律失常的管理策略：及时发现和关注运动性室性心律失常，预防严重型运动性室性心律失常。运动性室性心律失常不仅可以发生在运动试验中，而且可发生于参加高强度体力劳动、健身运动和／或体育比赛时。故参与上述运动或活动者（特别是有症状、已有心血管病、老年人群和／或初次参加高强度运动或活动者），应适时进行心电图运动试验检测，以能及时早发现严重型运动性室性心律失常，早期干预，改善患者预后。

应重视适度的有氧运动在心血管病一级预防和二级预防中的重要作用，而高强度和／或超负荷的运动发生严重型运动性室性心律失常和心血管事件的风险明显增高。在日常生活中，推荐循序渐进的中低强度健身运动。在心电图运动试验时，应密切监测生命指标和心电图，严格掌握适应证、禁忌证和终止指标等。对已有心血管病的患者，在运动前应进行危险分层和风险评估，推荐合理的运动方式，避免高强度和／或超负荷的运动。

❸ **运动对其他心律失常的影响**　窦性心动过缓在运动员、有长期有氧运动训练的人中多数是正常生理反应，对于有心血管疾病的患者，应考虑窦房结功能损伤或心功能低下，表现为运动中心率上升缓慢或不升，甚至下降。简易下蹲运动试验是让受检者在短时间内运动量增大，使交感神经的兴奋性增强，而迷走

神经张力降低，若是生理性因素所致者，运动后心室率可显著增快，反之窦房结功能不良引起者，则运动后心率不增加或增加不明显。病理性窦性心动过缓可见于多种原因导致的病态窦房结综合征，各种引起迷走神经兴奋的疾病状态，如颅内压增高、尿毒症、青光眼、下壁心肌梗死、肝胆等消化道疾病等。

运动有可能诱发期前收缩的发生，或者导致既有期前收缩频率的增加。这不但会发生在正常人之中，而且更多会发生在既有期前收缩的患者身上。房性期前收缩和交界性期前收缩常发生于没有器质性心脏病的情况下，可能出现在任何年龄，后者较为少见，通常不需要治疗。室性期前收缩则突出了心脏基础电活动的不稳定性以及发展为室性心动过速的额外风险，更多地出现在心脏有器质性病变的患者身上，尤其是患有缺血性心脏病的患者。

运动中病理性心动过速有些甚至严重危及生命。正常人运动过程中心率上升具有一定规律性，如果轻微运动就出现心率快速上升，甚至达到最大心率，可能提示心肺功能较差甚至心血管或心肌疾病。还有一些心律失常则较为少见，如窦性心动过速、非阵发性窦性心动过速，其与体位性心动过速或生理性心动过速较难区分，诊断和治疗需排除潜在病因导致的继发性窦性心动过速。最常见的症状为心悸，其次可出现胸闷、头晕、乏力，少数病例可发生近乎晕厥，许多患者呈现精神紧张或合并抑郁症状，症状多而复杂，与心动过速的严重程度不符。室上性心动过速发作时，患者可出现严重的临床症状，特别是在运动时或情绪激动时，易导致晕厥。运动中发生的室性心动过速有很高发展为心室颤动进而导致猝死发生风险。室性心动过速在没有基础心脏病的个体中很罕见，但对于正常个体可能发生在进行一些极高强度或长时间极限性运动时，如马拉松运动。

第三节
运动对免疫系统的影响

　　免疫系统是人体抵御病原微生物的重要屏障，免疫系统具有免疫监视、防御、调控的作用。免疫系统由免疫器官（骨髓、脾脏、淋巴结、扁桃体、小肠集合淋巴结、阑尾、胸腺等）、免疫细胞［淋巴细胞、单核吞噬细胞、中性粒细胞、嗜碱粒细胞、嗜酸粒细胞、肥大细胞、血小板（因其中的 IgG 等）］，以及免疫活性物质（抗体、溶菌酶、补体、免疫球蛋白、干扰素、白细胞介素、肿瘤坏死因子等细胞因子）组成。免疫系统分为固有免疫（又称非特异性免疫）和适应免疫（又称特异性免疫），其中适应免疫又分为体液免疫和细胞免疫。随着现代免疫学与临床医学的发展，运动与免疫结合，诞生出一门新兴学科——运动免疫学，主要研究身体训练（包括训练的量与强度、训练的手段和方法）是如何与免疫相互影响而使人体健康状态发生改变。

❧ 运动中免疫应答的变化

　　现代免疫学对免疫的定义是机体识别并排除抗原性异物的一种生理功能。运动免疫学的研究则开始于 19 世纪。近几十年来，免疫机能与运动的关系越来越引起人们的关注，普遍认为进行体育锻炼可以提高机体的免疫力，增强机体吞噬细胞、自然杀伤细胞的活力，以防止感染的发生。但是在剧烈运动后，机体的免疫机能反而下降，易感性增加。目前有研究表明，低强度的运动能提高免疫系统的功能、而高负荷的运动训练会导致人体免疫系统发生功能性改变。我们可以从安静状态、中低强度的运动、高强度运动 3 个方面来说明运动对免疫系统影响。

❶ **安静状态下的免疫机能**　大量的流行病学研究表明，在休息状态下测量免疫功能时，发现特异性免疫系统显示在很大程度上不受剧烈运动和延长运动训练影响，而非特异性免疫系统对剧烈运动的反应是不同的。自然杀伤（NK）细胞的活性增大，而中性粒细胞的功能被抑制，中性粒细胞是机体对抗细菌和病毒感染的天然免疫机制的重要组成部分，起着清除杂质、降解毒性分子传递信息等作用，是最先出现在机体损伤或炎症部位，参与受损组织降解和修复的细胞。有研究发现，优秀的游泳运动员在剧烈运动训练后，安静时中性粒细胞的数量和吞噬力显著低于对照组，但这种变化常常是短暂的，多数在 24 小时恢复正常。同时，游泳运动员和对照组呼吸道感染率并没有显著性差别。另外，对平均年龄为 72 岁的老年妇女进行了测试，发现在安静状态下长期锻炼组 NK 细胞数明显高于非锻炼组。

❷ **中低强度运动与免疫机能**　研究表明参与免疫应答和与免疫应答有关的细胞包括：淋巴细胞（T 细胞、B 细胞、NK 细胞）、单核吞噬细胞、树突细胞及其他细胞（如粒细胞等）。淋巴细胞是构成免疫系统的主要细胞群体，可分许多表型与功能不同的群体，如 T 细胞、B 细胞、NK 细胞等。它们

在免疫应答中相互协作、相互制约、共同完成对抗原物质的识别、应答和清除，从而维持机体内环境的稳定。

（1）中低强度运动对 T 淋巴细胞的影响：T 淋巴细胞是一种重要的免疫活性细胞，其细胞亚群 $CD4^+$ 和 $CD8^+$ 间互相协调，稳定地调节着机体的免疫应答反应。淋巴细胞转换实验是了解淋巴增殖能力的一个重要手段，根据 T 淋巴细胞的转换率，可判断细胞免疫功能水平。研究发现以自身活动能力的 65%～70% 进行有氧运动的冠状动脉病患者与不参加锻炼的对照组患者相比，参加有氧运动的冠状动脉病患者获得了明显而稳定的 T 淋巴细胞功能的增加。

（2）中低强度运动对 B 淋巴细胞的影响：B 细胞是体内唯一产生抗体的细胞，主要介导体液免疫。它来源于骨髓干细胞，在骨髓中分化成熟后进入到外周免疫器官的非胸腺依赖区定居，并参与淋巴细胞的再循环。B 细胞的特征性标志为膜表面免疫球蛋白。B 细胞分化为浆细胞，产生不同的抗体，发挥液体免疫功能。目前运动与 B 细胞的关系还未完全明了。有报道显示在 60% 最大摄氧量（VO_{2max}）水平自行车计程赛的运动前、运动中、运动后 24 小时和运动后的 72 小时，其血液中 B 细胞为 19%、19%、21%、20%，无明显差异。

（3）中低强度运动对自然杀伤（NK）细胞的影响：NK 细胞是一种大颗粒淋巴细胞，其靶细胞包括肿瘤细胞、病毒或被细菌感染的细胞，因此 NK 细胞具有抗肿瘤、抗感染、免疫调节作用。研究发现，适度的运动训练可以增加 NK 细胞数量，从而提高机体的免疫能力。另外有研究表明，进行适量周期性训练，一般人每天进行有氧锻炼，特别是愉快的步行锻炼，均能提高机体免疫力，减少呼吸道的感染。因为适度愉快的有氧运动促使大脑分泌一种 β- 脑啡肽生物活性物质，它不仅使人感到愉悦，还可与脑循坏中的免疫细胞相结合，使免疫细胞因心理活动而获得一种信息，进而获得更大的免疫活性，增加了机体的抵抗力。

❸ 高强度运动与免疫机能 适宜的运动能提高机体的免疫能力，尽管已经被众多的研究所证实，但当机体进行高强度或剧烈的运动时，其免疫机能就会发生不同的变化。这种变化常在运动初期出现，呈急性、一过性的改变，这种变化使人体免疫力下降，极易引起感染性疾病。

（1）高强度运动对 T 细胞的影响：机体的免疫平衡主要由 $CD4^+$ 和 $CD8^+$ 细胞相互间的影响来维持，两个亚群细胞比例的失调就会产生机体免疫功能失常。高强度训练后出现 $CD4^+/CD8^+$ 比值倒置，说明了长期高强度运动训练可能影响机体的免疫水平，导致免疫功能的紊乱。

（2）高强度对 B 细胞的影响：B 细胞能识别抗原、介导特异性免疫应答、合成和分泌抗体的功能，其中包括 IgM、IgD、IgG、IgA 及 IgE。过度训练会降低机体内的抗体 IgG、IgA、IgM 水平，其功能也受到影响，机体免疫功能下降，导致对疾病的抵抗力削弱，上呼吸道感染的发生率增高。

（3）高强度运动对 NK 细胞的影响：NK 细胞是运动过程中反应最为明显，且变化最大的一类淋巴细胞，一般认为，NK 细胞浓度与 NK 细胞的自然杀伤活性呈正相关。在中等强度和短时间高强度运动后外周血 NK 细胞是升高的。但当运动强度超过 75% 最大摄氧量并且运动时间持续在 1 小时以上，NK 细胞数出现一过性下降并低于安静水平，同时伴随着 NK 细胞的功能下降。

综上所述，运动对免疫系统的作用随着强度的不同，机体的免疫机能会发生特殊的变化。高强度运动（或过量训练）可导致人体的免疫能力下降，感染概率增大，运动能力下降；而适宜的运动则可以使人体的免疫能力有所提高，给免疫系统以良好的影响。

🌿 运动对免疫力的影响

① **运动对老年人免疫力的影响**　老年人各器官系统的功能会随年龄的增加而下降，导致免疫系统的功能退化，同时，肌骨系统功能的退行性变化也是引起老年人免疫能力低下的原因之一。老年人免疫系统功能低下是多方面的因素造成的，年龄增长造成了免疫细胞、免疫分子和免疫因子的活性和能力下降，氧运输系统和呼吸系统的退化导致了人体内氧化代谢的紊乱和大量自由基的产生，人体酶系统活性的下降也是导致免疫力低下的重要原因；肌骨系统和免疫系统联系密切，部分免疫细胞和肌骨细胞有着相同的起源，两者的作用通路亦是相辅相成，肌骨系统机能的好坏影响和制约着免疫系统的功能；不良的生活习惯，生活环境的恶化，运动的相对缺乏以及较大的心理压力是造成老年人免疫系统能力低下的又一个重要的原因；运动与人体免疫系统免疫能力的高低关系密切，随着年龄的增加，机体免疫机能下降是必然的趋势，而运动可以延缓和减弱这种趋势的发生和发展，并且对多种慢性疾病也有预防作用，这对提高老年人生活质量来说是至关重要的。

NK 细胞作为人体免疫系统的重要组成部分，运动会影响其功能和活性，有规律的运动可以增加老年人中性粒细胞的数量和活性，降低中性粒细胞和血小板的黏附，这可能是预防血管和炎症等疾病的一个重要因素；不管是中等强度的运动还是大强度的运动，都会促使机体 T 细胞数量的增加和活性的增强，中等强度的运动效果更加的显著，运动增加老年人 T 细胞免疫能力的可能机制是运动会诱导初始 T 细胞的增殖和分化，减少记忆 T 细胞的数量，从而使 T 细胞所介导的细胞免疫活性更强；CD 细胞群作为机体内的抗原，在刺激和诱导机体产生抗体，增加机体免疫力方面起着重要的作用，运动可使机体内 CD 细胞群的数量增加，使 CD4$^+$ 和 CD8$^+$ 保持适当的数量，促成两者之间的相对平衡，这就使得机体内的抗体保持着相对较高的活性，从而提高老年人的免疫机能和抗感染的能力；经常性的有氧运动作为一种良好的干预手段，会增加白细胞介素在机体中的表达和提高其相应的活性，会使老年人的免疫系统产生适应性的改变，从整体上提高老年人的免疫系统功能，减少感染疾病的风险；干扰素作为一类小分子蛋白质，是由免疫细胞和部分非免疫细胞在受到刺激后产生，长期适度的运动可下调其表达水平，说明机体的免疫能力增强，应对外界病原体刺激的反应减弱。

❷ **不同环境下的运动对免疫力的影响** 运动可对人体产生多种影响，并导致机体免疫学功能的变化。例如适度运动能提高某些免疫功能，而剧烈运动会导致免疫功能抑制。寒冷环境可引发机体的应激而影响免疫系统。运动与环境刺激二者结合的影响可能比单独刺激更加显著。例如，在高温环境中剧烈运动者的生理应激可比普通环境中剧烈运动者的生理应激产生更多的变化。在寒冷条件下，运动同样会对免疫系统产生影响。在低温条件下从事高强度运动者，其患病和被细菌感染的概率会增高。

低温对机体免疫功能的影响受多方面因素的影响，包括心理状态、低温程度与暴露时间、运动强度与时间等。已有研究认为，低温可对机体的免疫系统产生损害，降低机体免疫力，造成机体的防御能力降低；而运动也会影响人体的免疫系统，低温和常温运动后白介素 2 水平变化均不显著。国内外关于运动对白介素 6 的影响相关研究较多，长时间耐力运动后一般会使白介素 6 水平上升，低温运动后同样使白介素 6 水平上升。许多研究显示，寒冷刺激、寒区训练可导致体液免疫功能抑制，如小牛在冷暴露后血清 IgM 浓度下降 23%；冷暴露可造成唾液 IgA 水平下降。还有研究结果显示，在寒冷条件下运动后血液中 IgM、IgA 的浓度变化不显著，提示在低温条件下适度的运动锻炼，没有对机体体液免疫功能产生显著的抑制。

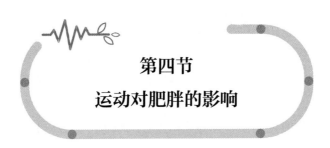

第四节
运动对肥胖的影响

　　肥胖是由于体内脂肪细胞储存过多的脂肪导致的脂肪细胞数量增多体积增大的病理性变化，使脂肪组织与其他组织之间的比例异常的一种不健康状态。目前，全球已经有超过 10 亿成人超重，至少有 3 亿人属于过度肥胖。最新公布的资料显示，我国的成人超重率和肥胖率分别为 22.8% 和 7.1%，估计现有超重和肥胖人数分别为 2 亿人和 6 千万人。缺乏体力活动和不健康饮食是超重和肥胖的重要危险因素。运动是治疗肥胖的重要措施。运动可增加脂肪分解，提高胰岛素敏感性。长期坚持适量运动，具有良好预防肥胖、减肥的作用。

❧ 运动中糖脂代谢的变化

　　❶ **运动与糖代谢**　糖类物质是人类食物主要的成分，提供能量是糖最主要的生理功能。糖代谢与运动密切相关并且互相影响。这主要表现在以下几个方面。

　　（1）糖的储备：糖在机体内主要存在形式为：肌糖原、肝糖原和血糖。肌糖原的主要生理功能是运动时为骨骼肌提供能量。人体在静息时，骨骼肌基本不分解利用肌糖原供能，而是利用脂肪酸氧化供能。运动时肌糖原的利用受运动强度、运动时间、个人运动能力、饮食和环境因素的影响。一般认为，运动强度达 65% ~ 85% VO_{2max} 的长时间运动时，肌糖原利用速率高、消耗量大。肝糖原在短时间大强度运动时的分解很少，此时运动时间太短，骨骼肌内储存的肌糖原足以维持运动供能。耐力性运动中，肝糖原的主要生理作用是保持血糖水平稳定以保障中枢神经系统、红细胞和肌肉的能量需求，对提高运动耐力有很重要的意义。血糖是运动中骨骼肌重要的外源性糖来源。长时间大强度运动时，肌糖原大量消耗，骨骼肌会大量摄取血糖以补充对糖的需要，延缓运动疲劳的发生。运动时血糖的稳定主要依赖肝脏向血液中释放葡萄糖。肝脏通过加速肝糖原的释放和增强糖异生作用不断释放葡萄糖。当机体糖储备不足时，如果肝脏释放葡萄糖的速率不及骨骼肌吸收的速率，则会导致低血糖使运动受到抑制并导致严重的生理障碍。

（2）糖代谢的速率：糖代谢的速率主要依靠关键酶的活性调节。酶（enzyme）的活性高则糖代谢的能力也随之增强，从而运动能力也会得到提升。系统规律的运动训练可以提升相关的酶活性。运动训练是提高骨骼肌有氧代谢能力的一个重要方法，也是与相关酶的活性增强有关。基因扫描发现长期规律的有氧运动训练，三羧酸循环相关酶的基因上调。另外，长期有氧运动训练还能显著提高三羧酸循环过程中的关键酶异柠檬酸脱氢酶等的活性，从而使运动时糖的有氧代谢加速。

（3）骨骼肌细胞摄取葡萄糖的能力：葡萄糖转运蛋白 4（glucose transporter4，Glut-4）是骨骼肌细胞中主要的葡萄糖转运载体，它所介导的葡萄糖转运与骨骼肌糖代谢密切相关。近年来的研究证明，运动可以增加骨骼肌细胞内的 Glut-4 基因表达水平和细胞膜上内在 Glut-4 的活性，促进 Glut-4 从储存部位向细胞外膜转位，从而提高肌细胞对葡萄糖的摄取和利用；长期无氧或有氧训练可以提高胰岛素（insulin）敏感性，降低胰岛素抵抗水平；长时间运动中肌糖原逐渐消耗，细胞内游离糖的浓度降低加大了易化扩散的浓度差，从而使 Glut-4 介导的糖摄取增加；运动中骨骼肌的缺血与缺氧早期也会增加 Glut-4 的转位和表达以作为代偿反应，因为缺血缺氧必然引起糖酵解供能加强而糖酵解供能时对糖的需求远超过糖有氧代谢，故而代偿性提高骨骼肌细胞对糖的摄取，但这种代偿是有限度的，当缺血缺氧持续时 Glut-4 含量会显著下降；适宜负荷的运动可促使骨骼肌一氧化氮（nitric oxide，NO）水平提高，NO 作为一种信使分子可以促进骨骼肌对葡萄糖的摄取利用，但是过大强度负荷时产生高浓度的 NO 具有细胞毒作用影响骨骼肌摄取葡萄糖的能力。

❷ 运动与脂肪代谢 在不超过 65% VO_{2max} 强度的长时间运动中，尤其是低于 60% VO_{2max} 强度以下的超长时间运动中，脂肪是重要的骨骼肌供能物质。脂肪通过水解为甘油和脂肪酸再进一步参加能量代谢。脂肪酸的氧化供能是骨骼肌利用脂肪供能的主要方式。运动时骨骼肌对脂肪酸的利用受脂肪酸动员、脂肪酸的运输以及骨骼肌对游离脂肪酸的摄取等因素的影响。

脂肪酸的水溶性差，在血中以血浆清蛋白为载体生成游离脂肪酸（free fatty acid，FFA）的形式存在和运输。在静息期、中低强度运动时，血浆 FFA 都积极地参与到供能中。尤其在供氧充足时，骨骼肌会更多地摄取血浆 FFA 参与代谢供能。骨骼肌对血浆 FFA 的摄取是一种单纯的浓度依赖过程，不消耗能量。摄取率与血浆 FFA 的浓度成正比，所以脂肪酸的动员水平直接影响脂肪酸的摄取利用。长期的有氧运动训练可以使骨骼肌内部血管网络产生适应性改变，提高骨骼肌局部血流的灌注，因此有利于增加骨骼肌对脂肪酸的摄取利用，降低心肺负担。

有氧训练还可以改善人体氧化利用脂肪酸的能力，加强脂肪在长时间运动中的供能作用，减轻体脂率，防止肥胖。肥胖不仅会造成一系列代谢紊乱，更严重加大心脏负担。对于心功能已经出现下降的患者，活动下降进而导致肥胖，反过来又进一步加重了心脏的负荷导致活动水平更低，产生一个恶性循环。因此，适合的有氧运动对阻断这个恶性循环显得尤为重要。长期有氧运动的人体脂率较一般人明显下降，脂肪细胞体积也显著减小并且对儿茶酚胺、胰岛素的敏感性增强。线粒体是氧化代谢的主要场所，长期有氧运动可以使骨骼肌细胞线粒体数目增加，体积增大，三羧酸循环以及呼吸链相关氧化能力加强，脂肪酸 β 氧化的关键酶活性增高从而增强运动时脂肪氧化代谢的潜力。

血脂（blood lipid）是血浆中一切脂类的统称，它们在血浆中与载脂蛋白结合形成血浆脂蛋白以存在和运输。血浆脂蛋白按密度从小到大依次分为：乳糜微粒（chylomicron，CM）、极低密度脂蛋白（very low density lipoprotein，VLDL）、低密度脂蛋白（low density lipoprotein，LDL）和高密度脂蛋白（high density lipoprotein，HDL）等四类。研究发现 LDL 的浓度与动脉粥样硬化、冠心病呈正相关，而与 HDL 的浓度呈负相关。一般单次长时间有氧运动后即刻血脂浓度基本没有变化，24 小时才出现显著降低，并能保持几天，其中 HDL 略上升、VLDL 和 LDL 下降。若运动持续时间特别长时，运动后即刻血脂浓度也会出现明显下降。研究发现，运动中血浆甘油三酯的清除率明显高于静息状态，且与运动强度和持续时间相关。长期有氧运动后，机体有氧代谢能力加强，脂蛋白脂酶的活性和含量提高，如果再配合饮食相关调整，可以使血浆甘油三酯浓度明显下降，且与运动量大小和原血浆甘油三酯水平正相关。高血脂的人参加运动量较大的有氧运动时，降低血浆甘油三酯的效果最好。至于血浆总胆固醇（plasma total cholesterol）的浓度变化情况，研究报道结果不相一致，主要因为各种脂蛋白的含量比例发生了改变。长期有氧运动可以使 HDL 的浓度上升，使 LDL 浓度下降，且都与运动强度大小密切相关。有氧运动的强度越大，升 HDL 和降 LDL 的效果越好，有研究报道采用 60%～80% 最大心率的运动强度时降 LDL 的效果最好。有氧运动对 VLDL 浓度的影响与对血浆甘油三酯浓度的影响相关，高血脂的人经过有氧运动训练后，血浆甘油三酯出现下降，VLDL 也随之下降。CM 的浓度主要受膳食中甘油三酯的含量影响，不受有氧运动训练的影响。无氧运动训练对血浆总胆固醇含量以及各脂蛋白成分无明显影响。这很容易理解，无氧运动时脂肪酸供能不占主要地位，对脂质代谢的长远影响自然也有限。

运动对肥胖／脂肪肝等的影响

① 运动对肥胖的影响

（1）以有氧运动为主的运动干预对肥胖的影响：研究发现运动不会使脂肪细胞减少，但是运动锻炼可以减少细胞内脂肪的含量，缩小脂肪细胞的体积，主要表现在：通过运动可以减轻胰岛素抵抗，减少血糖转化为脂肪的量，抑制脂肪的合成；

另一方面运动可以加快体内能量的消耗，动员脂肪氧化，使脂肪细胞缩小。有氧运动对于减小脂肪细胞体积，促进脂肪代谢有着重要意义，同时在进行运动的过程中会带动相关激素水平的变化，例如肾上腺素、儿茶酚胺以及胰高血糖素的排泄和调节加快增进了脂肪的分解。

（2）以无氧运动为主的运动干预对肥胖的影响：以高强度间歇性训练（HIIT）为例，通过一种爆发、快速、全力的锻炼方法，可以在短时间内提升机体心率，能够最大限度地消耗能量，是一种在短时间内有变化的无氧运动。一般来说，通过 HIIT 这种无氧运动可以在短时间内减少机体内的脂肪含量，改善身体成分，促进脂肪代谢。高强度有变化的无氧运动，对于减肥的效果比较明显，中等强度的无氧运动可以消耗大量的脂肪，而且在训练之后的 24 小时内，机体基础代谢率会升高，意味着机体将会在运动后消耗更多的能量来恢复自身。研究发现与中等强度持续有氧训练减肥相比，有氧运动后的各项指标与高强度间歇训练后的指标下降趋势一致，但下降幅度不如高强度间歇训练大，结果表明高强度间歇训练相比有氧运动，对改善肥胖有着更加积极的影响。

（3）有氧运动联合无氧运动干预对肥胖的影响：有氧运动和无氧运动都对消耗脂肪有着其特有的效果，但是要在一定的时间和强度的前提下才能产生良好的效果。机体在进行中等强度运动约 20 分钟之后，身体内的糖原消耗完毕，脂肪才会被动员并分解释放能量，先进行有氧，机体先把糖原消耗完，脂肪才会被消耗，运动效率比较低；先进行无氧再进行有氧就能合理利用机体不同的供能方式，最大限度地发挥应有的运动效果。

通过对人体的运动干预能够极大程度地预防和减轻肥胖的

发展趋势，不过引发肥胖的原因有很多，不同的干预方式也会起到不同的效果，运动干预可通过影响机体的能量代谢和脂代谢等相关因子变化来影响肥胖，以达到控制体重的目的。不同的运动干预对机体体脂的影响存在差异，一般采用有氧运动和无氧运动综合干预对体脂减少效果比单一运动干预更加显著。

❷ **运动对脂肪肝的影响** 脂肪肝（fatty liver disease，FLD）是指由于各种原因引起的肝细胞内脂肪堆积过多的病变。临床上以是否过量摄入酒精为依据，将脂肪肝分为酒精性脂肪肝（alcoholic fatty liver disease，AFLD）和非酒精性脂肪肝（nonalcoholic fatty liver disease，NAFLD）两大类，FLD 的发病率是以 NAFLD 为主，非酒精性脂肪肝通常与肥胖、糖尿病、高脂血症等有关。

（1）以有氧运动为主的运动干预对脂肪肝的影响：有氧运动能够显著降低肝内脂肪含量，提高胰岛素敏感性，改善肝功指标谷丙转氨酶，谷草转氨酶和 γ- 谷氨酰转肽酶等活性，降低血清炎症水平和氧化应激水平。综合当前临床研究结果发现，不同强度的有氧运动对减少肝脂肪变性没有显著差异，而强度较高的有氧运动对于减重作用效果更加明显。一些研究将有氧运动与针灸、降脂中药结合使用，对减少肝脏脂肪起到了很好的临床效果，同时也能发挥药物减压降血脂的作用。此外，有研究表明，有氧运动对于轻度、中度 NAFLD 患者治愈有效率较高，重度患者治愈有效率低。

（2）以抗阻运动为主的运动干预对脂肪肝的影响：与有氧运动相比，抗阻运动可以有效改善肌肉力量、肌肉质量和代谢调控。抗阻运动可减少 NAFLD 中的肝脏脂肪积累并增加全身脂肪动员能力，改善胰岛素敏感性。抗阻训练对 NAFLD 患者肝内脂质含量降低效果不如有氧运动，但是仍然可以减少肝脏脂肪，并且有效控制患者体重。抗阻运动发挥作用可能是通过增强机体游离脂肪酸和葡萄糖的摄取，研究发现在大强度抗阻运动的急性作用后，机体长达 48 小时的能量消耗会增加。在运动后的首个 24 小时，基础代谢增加了 21%，随后的 24 小时中，基础代谢增加了 19%。因此，抗阻运动不仅带来了运动中直接的能量消耗，而且还使运动后脂肪氧化增加，减少了肝脏脂肪生成。

（3）有氧运动联合抗阻运动干预对脂肪肝的影响：以有氧和抗阻为基础的混合运动干预能够降低患者肝脏脂肪和内脏脂肪，改善血脂水平以及促进脂肪因子的变化。研究发现小强度、短时间的联合运动虽然对降低肝脏脂肪有效，但并没有改善肝脏胰岛素抵抗，临床上可采用中等强度运动，每次进行 60 分钟左右，每周 3 ~ 5 次，持续 12 周以上的联合运动干预。一般认为，有氧联合抗阻运动在临床实践中更加灵活有效，可以有效改善 NAFLD 患者的代谢状态。但也有研究认为联合运动对于肝脏脂肪降低效果不如单纯有氧运动干预效果好。

第四章

心肺运动耐量的评估

心肺运动耐量是衡量人体健康程度的重要指标，有氧能力是心肺运动耐量评估的金标准，近年来被认定为人的第五大生命体征（其余 4 个为脉搏、血压、体温、呼吸）。心肺运动耐量评估，包括完成有氧运动的 VO_{2max} 和长时间进行亚极量有氧运动的能力。心肺运动试验（cardiopulmonary exercise testing，CPET）作为一种客观、定量、无创的检查方法，在临床应用已有半个多世纪的历史，它是心肺运动耐量评估的主要手段和金标准。它不仅可以量化心肺运动耐量，测定有氧能力水平，还能够阐明运动耐量下降和运动状态下发生的相关症状的病理生理学机制；因此 CPET 在疾病的鉴别诊断、预后评估、医疗干预效果评价、运动处方制定等方面都有重要的价值。

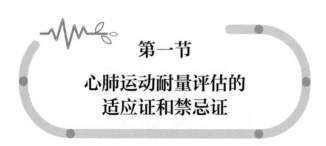

第一节

心肺运动耐量评估的
适应证和禁忌证

心肺运动耐量评估的重要性

心肺运动耐量，泛指由循环系统通过肺呼吸和心脏跳动推动血液循环，向机体输送氧气和营养物质的能力，代表人体持续身体活动的有氧能力，被认为是体能健康评价指标体系中重要的指标之一。较高的心肺运动耐量，不仅有助于预防和治疗心血管疾病，而且有助于特定部位的癌症和 2 型糖尿病的治疗，改善骨骼健康、减少残疾、延长健康寿命等。有氧能力低下，可导致心血管疾病，增加死亡率风险。有氧能力比吸烟、高血压、高血脂、糖尿病等，更加准确地预测因疾病而导致的死亡。有氧能力每增加 1MET（即每分钟每公斤体重消耗 3.5 毫升的摄氧量），能增加 8%~35% 生存率；最大摄氧量小于 5MET，死亡率明显增加，最大摄氧量大于 8MET，生存率明显增加。准确地评估心肺运动耐量，可以科学地评价健康状态、精准地对疾病的严重程度进行危险分层，有效地预测生存率和预后状况。

心肺运动耐量评估的适应证

心肺运动耐量评估的适应证包括以下几方面内容。

（1）评估不明原因初次发作的劳累性呼吸困难。

（2）评估心脏和 / 或肺部疾病患者的运动不耐受的影响程度，指导进一步的诊断和 / 或治疗。

（3）评估胸腹大手术，特别是心脏移植等器官移植、肺切除术等围手术期心肺并发症的风险及预后。

（4）指导运动康复治疗的处方制定，评估药物及运动疗法等的治疗效果。

（5）劳动能力丧失程度的客观定量评定与鉴定。

（6）健康体检或运动员心肺功能客观定量评估，继而提出预防措施，实施有效的健康管理（零级预防），减少运动的猝死风险等。

心肺运动耐量评估的禁忌证

心肺运动耐量评估前，首先必须详细了解受试者的现病史及相关症状，如有无黑蒙、晕厥，有无胸痛、胸闷，有无心脏骤停史。了解既往史中有无心血管疾病及其他严重脏器疾病（如慢性肾脏疾病等），了解有无高血压病、糖尿病、高脂血症、肥胖、吸烟、焦虑情绪等心血管危险因素，有无早发冠心病及猝死家族史。并通过一般信息（性别、年龄、身高、体重、身体活动水平、职业情况、有无吸烟史等）及相关临床信息（疾病诊断、体格检查、辅助检查、用药情况等），判别受试者是否具备测试的条件，是否为测试的禁忌证。

心肺运动耐量评估的绝对禁忌证包括以下几种。

（1）未控制的急性冠状动脉综合征。

（2）急性心力衰竭。

（3）有症状的重度主动脉瓣狭窄、严重主动脉缩窄或降主动脉瘤。

（4）急性主动脉夹层。

（5）急性心肌炎、心包炎或心内膜炎。

（6）有症状或血液动力学不稳定的严重心律失常，如多源多发室性早搏、频发的短阵室性心动过速、持续性室性心动过速等。

（7）严重的缓慢性心律失常，如高度及以上房室传导阻滞（起搏器置入患者除外）。

（8）急性肺栓塞及肺梗死。

（9）急性呼吸衰竭。

（10）未控制的哮喘。

（11）休息时外周血氧饱和度低于85%。

（12）急性下肢深静脉血栓。

（13）近期发生非心脏原因可影响运动能力的疾病或可因运动而加剧病情（如感染、肝肾功能衰竭、甲状腺毒症）。

（14）未获得知情同意等。

心肺运动耐量评估的相对禁忌证包括以下几种。

（1）已知的冠状动脉左主干 50% 以上狭窄或闭塞。

（2）无明确症状的中到重度主动脉瓣狭窄。

（3）梗阻性肥厚型心肌病。

（4）严重的肺动脉高压。

（5）静息心率高于每分钟 120 次。

（6）未控制的高血压：收缩压大于 180mmHg 或舒张压大于 100mmHg。

（7）近期卒中或短暂性脑缺血发作。

（8）下肢肌间静脉血栓。

（9）尚未纠正的一些临床情况（如严重贫血、电解质紊乱、甲状腺功能亢进等）。

（10）妨碍行走的骨科损伤。

（11）精神状况异常。

（12）不能配合者等。

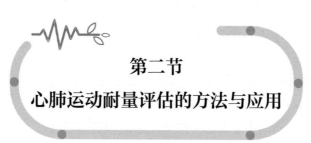

第二节
心肺运动耐量评估的方法与应用

🌱 心肺运动耐量评估的具体方法

❶ 心肺运动负荷试验（CPET） 心肺运动负荷试验是在递增的运动负荷试验中，通过测定人体在静息、运动及恢复阶段的耗氧量（oxygen consumption，VO_2）、二氧化碳排出量（carbon dioxide output，VCO_2）和通气量（ventilation，VE），以及血压、血氧、心电图和受试者运动时出现的症状等，全面、客观地综合评价心肺运动耐量，阐明在不同负荷水平下进行活动时发生的病理生理性变化。它是心肺功能评估的金标准，它能精确地量化心肺运动耐量和功能受损程度，是客观综合性评价指标。

❷ 六分钟步行试验（6-minute walk test，6MWT） 六分钟步行试验是在平直走廊里尽可能快地行走，测定 6 分钟步行距离的检测。它简单、经济、安全，可以较好地反映患者日常体力活动下的运动耐量和心肺功能状态，广泛应用于几乎所有心血管疾病以及慢性呼吸系统疾病的疗效、康复效果评估及预测预后等。

心肺运动耐量评估方法的临床应用

心肺运动耐量评估的方法中，最有效和准确的是心肺运动负荷试验，它在临床应用包括运动不耐受的诊断和鉴别诊断、心肺疾病严重程度评价与危险分层、运动处方制定与康复指导、医疗干预效果评价以及外科术前风险评估等。

运动不耐受的诊断和鉴别诊断：运动时外呼吸和细胞呼吸的耦联涉及血液、外周循环、心脏、肺脏、肌肉能量代谢途径等多个环节，任何单独或共同环节的功能障碍都会引起运动的不耐受。CPET 能够较准确地阐明运动不耐受的原因，对于不易通过其他检查获得准确诊断的某些运动不耐受疾病或难以辨别成因的某些症状，如无症状性心肌缺血、舒张功能障碍引起的慢性心力衰竭、无明显肺动脉高压的肺血管栓塞性疾病、卵圆孔未闭导致运动中出现的右向左分流以及心源性呼吸困难等，CPET 都具有独特的诊断价值。

心肺疾病严重程度评价与危险分层：目前慢性阻塞性肺疾病的诊断主要依靠症状及静态肺功能检测，CPET 则可进一步评价运动状态下的心肺功能状态。根据 CPET 测定的最大摄氧量（VO_{2max}）制定了心肺功能诊断标准，按照 VO_{2max} 小于 15、15～20、20～25 及大于等于 25mL/（min·kg），将心肺功能由好至差分为 4 个等级。在慢性心力衰竭严重程度分级中，纽约心脏病协会（New York Heart Association，NYHA）分级主要根据患者不同活动水平时的症状分为 4 级（Ⅰ～Ⅳ级）。

相较于 NYHA 分级的主观局限性，Weber 和 Janicki 提出一种基于 CPET 测定的 VO_{2max} 和 AT 的更客观的心功能评价方法，见表 4-1。多数学者认为，与 NYHA 分级或左心室射血分数相比，VO_{2max} 和无氧阈（anaerobic threshold，AT）是更可靠的、独立预测心力衰竭患者生存的指标。

表 4-1　Weber 心功能分级

单位：mL/min·kg

级别	VO_{2max}	AT
A	>20	>14
B	16~20	11~14
C	10~15	8~10
D	<10	<8

注：VO_{2max} 为最大摄氧量，AT 为无氧阈。

运动处方制定与康复指导： CPET 被认为是评估心肺运动耐量的金标准，对有氧运动处方制定有重要指导价值。同时，CPET 有助于发现运动所诱发的病理生理变化，提高运动安全性。应用 CPET 制定运动处方，首先要根据 CPET 测定的相关指标和临床情况，对受试者进行危险分层，根据分层结果确定运动强度的安全范围以及运动时间和运动频率，再根据 VO_{2max}、AT、最大心率、最大负荷等指标，制定个体化的运动处方，以确保运动治疗的安全性和有效性。

医疗干预效果评价： 心脏和外周循环、肺通气与换气的主要作用都是支持细胞呼吸。运动时呼吸反应的 CPET 测定，可提供对这些器官系统功能的最直接而全面的评估，为临床医师提供疾病严重程度和医疗干预效果等评价所需的可重复的客观信息，以便根据病情变化及治疗效果，调整治疗方案。

外科术前风险评估： 围手术期的风险评估是十分重要的临床问题。运动过程中氧传输增加的能力与术后各器官系统维持功能的能力密切相关，从而可以评估预后的风险。术前通过 CPET 测定 VO_{2max} 和 AT，对于确定高风险手术患者，包括在静息时通过临床评估和检查被判定为心肺功能正常的患者以及可能患有未知的心肺疾病的老年患者的风险评估，均能提供有价值的临床依据。

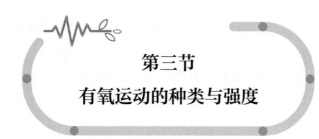

第三节
有氧运动的种类与强度

🌿 有氧运动的定义与种类

运动过程中，机体几乎完全利用氧产生能量，称为有氧运动。有氧运动多为持续性、耐力性运动。可以是走步、慢跑、游泳、有氧健身操以及自行车等。

🌿 运动处方中有氧运动强度的选择

有氧运动的强度负荷可以是 CPET 测得的最大摄氧量（VO_{2max}）的 40% ~ 70% 的水平；如果没有进行 CPET 测定，也可以采用主观疲劳 Borg 指数的 11 ~ 13 的水平（11 为轻松，13 为稍微有些累），或者用 Karvonen 法算出的目标心率［目标心率 =（最大心率−安静心率）×（40% ~ 60%）+ 安静心率］进行强度的设定。

急性心肌梗死后 3 个月内的患者以及慢性心力衰竭的老年患者进行有氧运动，一般从低强度（30% ~ 40% VO_{2max}）做起，1 次 5 ~ 10 分钟，1 天 1 ~ 3 次，1 周 3 ~ 5 天，自主疲劳 Borg 指数 10 ~ 12 水平；对于稳定的冠心病、中度的高血压、糖尿病的患者进行有氧运动，一般从中等强度训练（40%~60% VO_{2max}）做起，1次15~30分钟，1天1~2次，1周3~5天，自主疲劳Borg指数12~13水平；对于肥胖、轻度高血压、轻度高血脂等低风险的心血管慢病患者进行有氧运动，可以进行中高强度训练（60%~70% VO_{2max}），1次20~60分钟，1天1~2次，1周3~7天，自主疲劳Borg指数13~15水平。

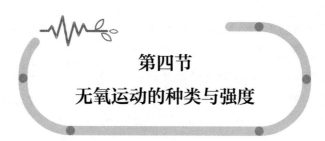

第四节
无氧运动的种类与强度

🌿 无氧运动的定义与种类

运动过程中，机体除利用氧产生能量外，还有无氧代谢的加入和有氧代谢一起提供能量，称为抗阻运动。抗阻运动多为间歇性、力量性运动。可以利用抗阻器械、哑铃、橡胶管、弹力带以及靠自身体重等进行，通常以大的肌肉群为训练的目标。

🌿 运动处方中无氧运动强度的选择

抗阻运动的强度负荷可以是上肢运动为 1RM 的 30%~40%，自主疲劳 Borg 指数 11~13 水平；下肢运动为 1RM 的50%~60%，自主疲劳 Borg 指数 11~13 水平。1RM 代表一个人完成某一个动作时，某一肌肉或某一组肌群一次性可以完成的最大重量。实际锻炼中，可以按照做某一个动作，所能完成的最大次数，来换算出 1RM 的重量，见表 4-2。

抗阻运动而言，对于急性心肌梗死后 3 个月内的患者以及慢性心力衰竭的老年患者一般从低强度做起，1 组 8~15 次，

1 天 1~3 组，1 周 2~3 天，从下肢的大肌肉群开始，逐渐增加躯干及上肢的大肌肉群，自主疲劳 Borg 指数 10~11 水平；对于稳定的冠心病、中度的高血压、糖尿病的患者一般从中等强度做起，1 组 8~15 次，1 天 1~3 组，1 周 2~3 天，每次训练可以选取 3~4 个大肌肉群进行，自主疲劳 Borg 指数 11~13 水平；对于肥胖、轻度高血压、轻度高血脂等低风险的心血管慢病患者，可以进行高强度训练，1 组 8~15 次，1 天 1 组，1 周 2~3 天，自主疲劳 Borg 指数 13~15 水平。抗阻运动中，避免呼吸中断的憋气动作（避免 Valsalva 效果），用力时请保持吐气，回到自然位置后请吸气。

表 4-2 抗阻运动 1RM 水平测定换算表

1RM 的百分比（%）	重复完成的最大次数
100	1
95	2
90	3
85	5
80	8
75	10
70	12
65	15

第五章

个体化运动处方的制定

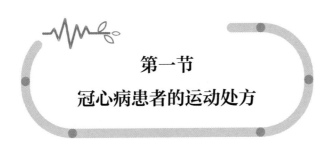

第一节
冠心病患者的运动处方

我国心血管病死亡占城乡居民总死亡原因的首位，心血管病给居民和社会带来的经济负担日渐加重，冠心病患病人数仍呈上升态势。心绞痛作为冠心病患者常见的症状不容忽视，临床发现通过运动康复训练可以减少心绞痛发作次数，从而改善患者的预后，提升生存质量。

✎ 稳定型心绞痛患者的运动处方的基本原则

稳定型心绞痛是在冠状动脉严重狭窄基础上，由于心肌负荷的增加引起心肌急剧的、短暂的缺血、缺氧临床综合征，通常为一过性的胸部不适，其特点为短暂的胸骨后压榨性疼痛或憋闷感（心绞痛），可由运动、情绪波动或其他应激诱发。

稳定型心绞痛患者在进行运动康复前对自身病情进行全面评估是保证运动安全最基本的保障。

❶ 稳定型心绞痛患者的运动评估内容

（1）既往病史：包括诊疗过程、影响运动功能的呼吸系统疾病史、骨骼肌肉及神经系统疾病史。

（2）危险因素：包括年龄、性别，吸烟情况、血糖、血脂、血压、家族史及肥胖等。

（3）一般情况：包括身高、体重、腰围、营养状态、运动习惯、精神状态、饮食、睡眠、目前服用的药物及剂量等。

（4）生化检查主要包括血常规、肝功能、心肌酶谱及同工酶、凝血功能、血清肌钙蛋白等。

（5）功能检查：主要包括心电图、超声心动图、心肺运动试验及冠状动脉 CT 等。

❷ 稳定型心绞痛患者运动康复的主要原则

（1）个体化原则：即根据患者功能障碍的特点、疾病情况、康复需求等制定运动康复目标和方案，并根据治疗进度和功能及时调整方案。

（2）循序渐进原则：运动康复的难易程度、强度和总量都应该逐步增加，避免突然改变，以保证身体对运动负荷或相关治疗的逐步适应。

（3）持之以恒原则：以功能锻炼为核心的运动康复治疗需要持续一定的时间才能获得显著效应。停止治疗后治疗效应将逐步消退。1 次足够强度的运动训练的效应可能维持 2~3 日，运动训练的效应明确现一般需要 2 周训练的积累。而运动治疗所积累的效应在停止训练后将逐渐消退。维持训练效应的唯一方式是持续进行运动治疗。

（4）主动参与原则：运动时的主观能动性或主动参与是运动疗法效果的关键。主动参与本身是心理状态的反映，也是改善心理功能的主动措施。

（5）全面锻炼原则：由于康复治疗的特性，不可能用一种方式涵盖所有的锻炼目标，因此需要强调全面锻炼的原则。康复治疗有多种方式，在训练时加以综合应用，有利于提高训练效果，也有利于提高训练兴趣。

❸ 稳定型心绞痛患者运动康复流程

心脏康复的过程复杂，但是运动疗法的基本程序是不变的。每一运动过程应包括准备活动、训练阶段及恢复期。

（1）准备活动：即热身运动，多采用低水平有氧运动，持续5~10分钟。目的是放松和伸展肌肉、提高关节活动度和心血管的适应性，预防运动诱发的心脏不良事件及预防运动性损伤。

（2）训练阶段：首先需要心脏康复医师与心脏康复治疗师根据患者的功能状态，结合学习、工作、生活环境和运动喜好等个体化特点制定出针对每位患者的个体化运动处方。运动处方内容包括运动频率、运动强度、运动形式、运动时间、运动总量与运动进阶。训练需按照运动处方执行。

1）运动频率：有氧运动每周3~5天；抗阻运动每周应对每个肌群训练2~3次，同一肌群练习时间应间隔至少48小时；柔韧性运动每周3~5次。神经肌肉训练每周2~3次。

2）运动强度：在一定范围内随运动强度的增加，运动所获得的益处也增加。运动康复获益的最大运动强度阈值需通过运动负荷试验获得。

常用的确定有氧训练运动强度的方法包括心率储备法、无氧阈法和自我感知劳累程度分级法。其中，前两种方法需心肺运动试验获得相关参数。推荐联合应用上述方法，尤其是应结合自我感知劳累程度分级法。

心率储备法：此法不受药物（β受体阻断药等）的影响。目标心率＝（最大心率−静息心率）× 运动强度＋静息心率。例如，患者运动时达到的最大心率每分钟160次，静息心率每分钟 70 次，选择的运动强度为 60%，则目标心率 =（160−70）× 60%＋70＝124 次 / 分。

无氧阈法：无氧阈水平的运动是冠心病患者最佳运动强度，此参数需通过心肺运动试验获得，临床上较常用。

自我感知劳累程度分级法：多采用 Borg RPE 自我感知劳累程度分级量表，见表 5-1。通常建议患者的运动强度在 11 ～ 16 分范围内运动。这种方法用于没有条件接受运动测试，或正在使用 β 受体阻断药治疗，或置入双腔起搏器和频率应答起搏器的患者。对于运动中有心肌缺血的患者，运动靶心率应设定为比诱发心肌缺血的心率每分钟少 10 次。

表 5-1　Borg RPE 自我感知劳累程度分级量表

记分	自觉的用力程度
6	
7	非常轻松
8	
9	很轻
10	
11	轻
12	
13	稍稍用力
14	
15	用力
16	
17	很用力
18	

记分	自觉的用力程度
19	非常非常用力
20	

对于抗阻运动而言，推荐初始运动强度，上肢为一次最大负荷量（即在保持正确的方法且没有疲劳感的情况下，1次重复能举起的最大重量）的 30%～40%，下肢为一次最大负荷量的 50%～60%，每组 15～20 次，做 3～5 组。通常抗阻运动的最大运动强度不超过一次最大负荷量的 80%，如果无禁忌证，康复早期可开始关节活动范围内的肌肉活动和 1～3 千克重量的抗阻训练，促进患者体能尽快恢复。

柔韧性训练强度为有牵拉感觉但不觉得疼痛为宜。

3）运动形式：有氧运动包括行走、慢跑、游泳和骑自行车等；抗阻运动包括自身体重、哑铃、运动器械以及弹力带等；柔韧性训练包括静态牵拉、柔韧性训练体操等；神经肌肉训练包括灵活性、平衡性和本体感觉训练，可选择太极拳、平衡板站立等。

4）运动时间：心脏病患者的最佳运动时间为每天 30～60 分钟。对于刚发生心血管事件的患者，从每天 10 分钟开始，逐渐增加运动时间，最终达到每天 30～60 分钟的运动时间。

5）运动总量：运动总量是由运动时间、强度和频率共同决定的。例如，某患者无法完成运动强度为 5MET，运动时间为每次 30 分钟，运动频率为每周 3 次的运动方案。那么可以根据一周总的运动量，即 450MET-分钟（5MET×30 分钟 ×3 次）的进行计算，如果每周可以运动 6 次，那么每次 5METs 的运动强度的运动时间就是 15 分钟。

6）运动进阶：随着运动能力增强，为达最佳运动效果，运动处方需不断调整，建议出院前、出院后 1 个月、出院后 3 个月重复检测心肺运动耐量，根据运动试验结果调整运动处方，以后每 3 个月复查心肺运动耐量（1 年内），超过 1 年后每 1 年复查心肺耐量。若测试结果有改善，可以在频率、强度、时间等方面提高目标。如：每周 3 次提高为每周 4 次；负荷为 40 瓦提高为负荷 50 瓦；每次 30 分钟提高为每次 40 分钟等。

（3）恢复期（放松期）：运动后进入恢复期，恢复期应进行低水平、节律性整理运动如散步，以使血压、心率恢复至运动前热身水平。整理运动大约 3 ~ 10 分钟，取决于患者的兴趣、需要和整理运动的运动强度。整理运动后，还应进行一定范围静态伸展和轻柔的运动，特别是当某些肌群僵硬或者在一定范围内运动受限时。

（4）运动过量的表现：当有下列情况出现时，表明运动过量，应停止运动。

1）疲劳和呼吸困难、胸痛、眩晕、恶心、呕吐、下肢疼痛或不适并不断加重，周围循环功能不良。

2）心电图指征，ST 段进一步压低大于 1 毫米，严重心律失常。

3）要求停止运动。

小提示：

　　每次运动性训练应按具体的规程进行，开始时应有热身活动或准备活动，结束时应有整理活动。准备活动从低强度开始，逐渐增至所需要的强度，目的是增加对运动的适应性，防止骨骼肌最大收缩前外周阻力的突然变化。整理活动则是减低活动强度使肢体中的血液重新分布到其他组织中去，避免静脉回流的突然下降，防止出现运动后低血压甚至晕厥。

最大摄氧量（maximal oxygen uptake，VO_{2max}）是运动员衡量身体活动能力的重要指标。它可以反映个人的最佳运动表现，衡量运动员的专业水平和身体素质。

❧ 不稳定型心绞痛患者运动处方的基本原则

不稳定型心绞痛指介于稳定型心绞痛和急性心肌梗死之间的临床状态，属于急性冠脉综合征的一类。大多数是由于动脉粥样斑块破裂或糜烂导致冠状动脉内血栓形成或冠状动脉痉挛，造成冠状动脉狭窄所致。胸痛为其最主要的临床表现。若出现大面积心肌梗死，需立即抢救。

不稳定型心绞痛是运动疗法的禁忌证，特别是 48 小时内安静时频发心绞痛很有可能发生心肌梗死。药物和经皮冠状动脉介入治疗成为心绞痛患者的主要治疗方法，不稳定型心绞痛患者必须经药物治疗或冠状动脉介入治疗稳定病情后再实施运动疗法。

❶ **不稳定型心绞痛患者运动康复前的评估项目和评估内容**　不稳定型心绞痛经冠状动脉介入治疗后患者在实施运动康复前都应进行一般功能评估、运动风险评估、运动耐量评估。

（1）详尽的病史：心血管病史、相关合并症及治疗。

（2）一般功能评估：①筛查心血管病危险因素；②常规心电图、NYHA 心功能分级和 CCS 心绞痛分级等；③检查运动系统、神经系统等影响运动的因素；④身体其他重要器官的功能；⑤日常活动水平和运动习惯。

（3）有氧运动能力评估：①运动心肺功能测试；②心电运动试验；③六分钟步行试验。

（4）骨骼肌力量评估：①最大力量评估，即 1RM 或 10RM 值的测定；②等速肌力测试。

❷ **不稳定型心绞痛患者的运动康复主要原则** 不稳定型心绞痛患者经冠状动脉介入治疗后个体化运动处方的制定是运动康复的核心内容。

经桡动脉入路介入治疗后患者几乎手术后即可开始运动训练，但经腹股沟穿刺入路患者需等切口完全愈合后才能开始下肢运动。冠状动脉介入治疗后患者的运动处方应该以有氧运动为基础，包括抗阻运动、柔韧性训练等多种形式运动锻炼。处方的制定掌握总体原则：基于患者全面评估的结果，制定个体化治疗目标，循序渐进地增加运动量。

（1）有氧运动：可以改善血管内皮功能，增加冠脉及全身血液循环，稳定粥样硬化斑块以提高运动耐量、改善心肺功能。有氧运动还有益于防控冠心病的危险因素，如高血压、血脂异常、糖尿病及肥胖等。常用的有氧运动方式有行走、慢跑、骑车、游泳以及在器械设备上完成的步行、踏车、划船等。运动强度以 60%～75% HRmax 为靶心率更加安全，可提高坚持率。也可采用 Karvonen 法：靶心率＝（症状限制运动试验峰值心率－基础心率）×（0.4～0.7）＋基础心率；采用自感劳累分级法 11～15 级（稍轻～累）。运动持续时间为 30 分钟，逐渐增加时间，最多可达 60 分钟。运动频率每周 3～5 次。

（2）抗阻运动：主要增加心脏的压力负荷，有利于增加心肌血流灌注，同时还可以提高基础代谢率、改善运动耐力、改善糖脂代谢。其形式多以循环抗阻力量训练为主，根据患者情况选择包括利用自身体重、哑铃或杠铃、健身器及弹力带等不同形式的训练。初始剂量：上肢为一次最大负荷量的30%～40%，下肢为50%～60%。注意抗阻训练前必须完成5～10分钟的有氧运动热身，最大运动量不超过80%最大负荷量，运动中注意避免 Valsalva 动作。

（3）柔韧性训练：可以改善关节活动度，缓解肌肉僵硬，释放压力，提高运动安全性。训练形式以牵伸肌群为主，训练原则以缓慢、可控制的方式进行，逐渐扩大活动范围。训练期间正常呼吸，强度以牵伸不引起疼痛为宜。

🌱 稳定型心绞痛患者的运动处方举例

男性，74岁，已退休。反复心悸2年，于1个月前因情绪激动后出现胸闷心悸，持续时间约5分钟，自行缓解，无发热，无胸痛、大汗，无黑矇、晕厥，无咳嗽、咳痰、咯血，无气促、呼吸困难表现。查体无异常。血常规、肝肾功能、血钾离子未见异常。心肌损伤标志物未见异常。D-二聚体0.1毫克每升。心电图：窦性心律，T波改变（Ⅱ、Ⅲ、avF、V2～V6倒置）。冠状动脉造影结果：左主干未见明显狭窄，左前降支近中段局限性狭窄60%，第一对角支未见狭窄；左回旋支中段70%狭窄，右冠近中段50%狭窄。

心肺运动试验：患者采用心肺运动试验测试系统的改良Ramp10方案进行测试，即踏车上休息3分钟，无负荷状态下踏车 3 分钟，之后每 6 秒钟增加 1 瓦负荷，直至患者出现运动峰值或运动终点，踏车时保持均匀转速每分钟 60 ~ 70 转。患者因达到最大心率 85% 而终止试验，运动过程及恢复期均未发现心律失常，运动至 65 瓦时心电图出现动态心肌缺血改变，提示心电图运动试验结果可疑阳性，结果见表 5-2。

表 5-2　心肺运动试验结果

项目	静息	热身	AT	峰值运动
HR/次·分$^{-1}$	70	82	99	125
BP/mmHg	134/65	149/77	152/73	174/76
VO_2/ mL·(min·kg)$^{-1}$ （对应 MET）	3.5	6.3	9.8 （2.8MET）	14.2 （4.0MET）
运动负荷 /W	0	0	44	75

注: 1MET=3.5mL/（min·kg）。

危险分层： 根据美国心肺康复协会（American Association of Cardiovascular and Pulmonary Rehabilitation，AACVPR）运动风险分层标准，此患者心电图运动试验结果可疑阳性，危险分层属于"中危"，建议在心脏康复中心接受心电及血压监测下运动，直至安全性建立。

根据心肺运动试验结果制定的运动处方如下。

热身运动： 建议训练前先进行 5 ~ 10 分钟的低强度有氧训练和包括肩部肌群、肱二头肌、肱三头肌、股四头肌、腘绳肌、腓肠肌、比目鱼肌、腰、腹肌群的牵伸运动。热身运动可以增加关节活动度和降低发生损伤的风险。

有氧运动： 建议初期在心脏康复中心监护下运动，稳定后可居家运动。跑步机或平地步行速度为每小时 3.8 公里，靶心率为每分钟 99 次，运动时间初始为 20 分钟，逐渐增加运动时间，每周 5 次。

计算公式：

$$VO_2 = 3.5 + 0.1 \times 速度 + 1.8 \times 速度 \times 坡度$$

$$9.8 = 3.5 + 0.1 \times 速度 + 1.8 \times 速度 \times 坡度$$

（由于训练时为平路，坡度为 0）

速度 = 63 米 / 分　即 3 780 米 / 时 ≈ 3.8 千米 / 时

抗阻运动： 6 个大肌群的抗阻训练，上肢起始强度 30% 1RM（在保持正确手法且没有疲劳感的情况下，一个人一次能举起的最大重量称为 1RM），下肢 50% 1RM（可在心脏康复中心测量 1RM），每组 12 次，重复 2 组。或居家以弹力带形式运动，初始自我感知劳累程度不超过 11，稳定后可逐渐增加强度。

柔韧性运动： 静力拉伸保持 30 秒，每个动作重复 2 次，每周 5 次。

放松运动： 运动后 5 ~ 10 分钟。

🌿 不稳定型心绞痛患者的运动处方举例

男性，78 岁，已退休。患者 1 周前开始出现胸痛，活动后明显，位于胸骨后，持续数分钟缓解。反复发作，未予重视。2 天前活动后再次出现胸痛不适，伴大汗，持续不能缓解。否认呕吐，否认黑矇、晕厥，否认咯血，否认反酸，否认气促。查体无异常。心电图提示前壁 ST 段压低。冠状动脉造影结果：左前降支近中段局限性狭窄

60%，左回旋支中段闭塞，可见前降支至右冠扫帚状侧支循环形成，右冠近段至中段弥漫性狭窄 70%～99%。于回旋支中段置入支架 1 枚。

患者于心脏康复中心行心肺运动试验评估，具体如下。

基本信息： 身高 173 厘米，体重 74 千克，BMI24.7，腰围 100 厘米。

心肺运动试验及运动方案： 患者采用心肺运动测试系统的改良 Ramp10 方案进行测试，此患者运动过程及恢复期均未出现动态心肌缺血改变及心律失常，但因肌肉疲乏和呼吸困难无法坚持，终止试验。

运动终点： 下肢疲劳 18；呼吸困难指数 15。运动试验结果见表 5-3。

表 5-3　心肺运动试验结果

项目	静息	热身	AT	峰值运动
HR/次·分$^{-1}$	73	89	90	106
BP/mmHg	128/76	135/65	134/69	182/83
VO_2/ mL·(min·kg)$^{-1}$ （对应 MET）	4.6	7.6	9 （2.5MET）	13.9 （3.9MET）
运动负荷 /W	0	0	32	66

危险分层： 根据美国心肺康复协会（AACVPR）运动风险分层标准（附表 1），患者三支病变，峰值氧耗量为 13.9mL/（min·kg），低于 5MET［17.5mL/（min·kg）］，危险分层属于"高危"，建议在心脏康复中心接受心电及血压监测下运动，

附表 1　美国心肺康复协会（AACVPR）运动风险分层

项目	低危	中危	高危
运动测试	运动测试和恢复期无复杂室性心律失常 运动测试和恢复期无心绞痛或其他明显症状（如异常的呼吸短促、头晕或晕厥） 运动测试和恢复期有正常的血流动力学反应（即随着工作负荷的增加和恢复，心率和收缩压有适当的上升和下降） 功能储备≥7MET	有心绞痛或其他明显症状[例如，仅在高强度运动时（≥7MET）出现异常的呼吸短促、头晕或晕厥] 运动测试或恢复期间有轻至中度的无症状心肌缺血（ST段较基线压低<2mm） 功能储备≤5MET	运动测试或恢复期间有复杂的室性心律失常。 有心绞痛或其他明显症状[例如，在低强度运动时（<5MET）或恢复期间有异常的呼吸短促、头晕或晕厥] 运动测试或恢复期间有严重的静息时有局部缺血（ST段较基线压低≥2mm） 运动测试时有异常的血流动力学反应（即，随着工作负荷增加存在心率变异或心跳无力，或心率变时性功能不全，或收缩压下降），或恢复期间有异常的血流动力学反应（如，严重的运动后低血压）
非运动测试	静息时左心室射血分数≥50% 非复杂性心肌梗死或血运重建术后 静息时无复杂的室性心律失常 无充血性心力衰竭 无再次缺血的症状或体征 无临床抑郁症	静息时左心室射血分数40%~49%	静息时左室射血分数<40% 有心脏骤停或猝死 静息时复杂的室性心律失常 复杂的心肌梗死或血运重建术后 出现充血性心力衰竭 有再次缺血的症状或体征 伴有临床抑郁症
备注	每一项都符合时为低危	存在任何一项为中危	存在任何一项为高危

直至安全性建立。

根据心肺运动试验结果制定的运动处方如下。

热身运动：建议训练前先进行 5~10 分钟的低强度有氧训练和包括肩部肌群、肱二头肌、肱三头肌、股四头肌、腘绳肌、腓肠肌、比目鱼肌、腰、腹肌群的牵伸运动。热身运动可以增加关节活动度和降低发生损伤的风险。

有氧运动：建议初期在心脏康复中心监护下运动，稳定后可居家运动。跑步机或平地步行速度为每小时 3.3~3.5 公里，靶心率为每分钟 90 次，运动时间初始每次为 10 分钟，每天 2 次，逐渐增加运动时间，每周 5 次。

抗阻运动：6 个大肌群的抗阻训练，上肢起始强度 30% 1RM，下肢 50% 1RM（可在心脏康复中心测量 1RM），每组 12 次，重复 2 组。或居家以弹力带形式运动，初始自我感知劳累程度不超过 11，可逐渐增加。

柔韧性运动：静力拉伸保持 30 秒，每个动作重复 2 次，每周 5 次。

放松运动：运动后 5~10 分钟。

冠心病患者运动不仅是健身手段，也是防病治病的措施，已获得医学界的肯定。通过有效强度的运动刺激，可改善血管内皮功能，稳定冠状动脉斑块，促进侧支循环建立，改善心功能，降低再住院率和死亡率，提高生活质量。

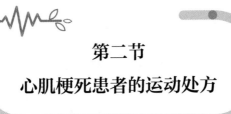

第二节
心肌梗死患者的运动处方

心肌梗死是各种原因造成冠状动脉血供急剧减少或完全中断，使相应心肌严重而持久的急性缺血而致心肌细胞的坏死，常见的症状是持续性胸闷、胸痛甚至濒死感。部分患者患上了心肌梗死，就认为自己不能也不敢再做幅度大的体力活动甚至是日常活动，只敢小心翼翼地生活，因为他们担心会再次出现胸闷、胸痛，甚至濒死感，也担心活动会让支架脱落。

其实不然，越来越多的研究表明，在医学监督下的运动康复是安全、可靠的，运动不但不会让支架脱落，还可以改善心脏功能，降低病死率和心脏事件的再发生率，提高活动能力和社会参与能力，使生活自理能力明显提高。运动还改善许多危险因素，可以减轻患者对疾病的恐惧、焦虑和抑郁状态，增加生活和工作的欲望，有助于患者的身心康复。

那么，什么时候开始运动合适呢？什么样的运动才算适当的运动呢？接下来，让我们一起步入"心肌梗死患者运动康复之旅"。

心肌梗死患者的运动处方的基本原则

心肌梗死患者的运动康复分为 3 期，即 I 期、II 期和III期。

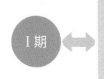

I 期 进行运动康复的目的是避免卧床带来的不利影响；恢复体能；缩短住院时间，减少住院费用；增加患者的自信心，促进心理健康；减少危险因素；为门诊康复创造条件等。如果病情稳定无并发症，可逐渐开始康复。

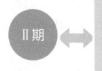

II 期 目的是通过改变不良健康行为，提高运动能力，改善血脂异常，消除紧张，克服社会心理障碍（包括抑郁）及有关行为，增进心理健康，以及控制代谢障碍。运动前需要做运动评估，需要专业心脏康复医务人员的检测及帮助，若无运动试验禁忌证，医务人员会为您选择合适的评估手段，最终制定属于您的运动处方。建议您出院后参加门诊心脏康复项目，定期回到医院，参与有医师参与、心电监护下的运动康复指导，II 期康复需要36 次，近 3 个月的康复疗程。

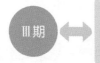

III 期 维持已形成的健康生活方式和运动习惯，需要持续终身。可无人监督或远程监护下进行。

① **I 期（早期床旁康复）** 从仰卧位→坐位→站位→下地活动（图 5-1）。

在运动康复过程中，需要观察以下内容：连接心电监护设备，严密监测症状及穿刺部位情况；如出现胸闷、胸痛，运

A 级
　上午：仰卧位，双腿分别做直腿抬高运动，抬腿高度为 30°；双臂向头侧抬高深吸气，放下慢呼气；每次 5 组。
　下午：取床旁坐位和站位 5 分钟

B 级
　上午在床旁站立 5 分钟，下午在床旁行走 5 分钟

C 级
　在床旁行走 10 分钟，每天 2 次

D 级
　在病室内活动，每次 10 分钟，每天 2 次

必须在心电监护下进行！若无不良反应，可循序渐进到能耐受水平；如有，终止运动，重新从低一个级别开始。一般完成 4 级运动康复步骤后基本可以胜任日常生活活动

图 5-1　住院期康复分级

动心率比静息心率每分钟增加大于 20 次、呼吸大于每分钟 30 次、血氧饱和度小于 95%，应立即停止活动，并通知医生；第 2 天活动量减半，或将活动计划推延。不过，如果在运动康复过程中感觉良好，也不要操之过急，需要循序渐进。

❷　Ⅱ期（门诊康复）

（1）运动强度

热身运动：多采用低水平有氧运动和静力拉伸。目的是放松和伸展肌肉，降低运动损伤的风险。

有氧运动：常用的方式有步行、慢跑、骑自行车、游泳和爬楼梯，以及在器械设备上完成的步行和划船等，出院后 1 个月内建议以步行为主。强度为 40%～60% 的峰值摄氧量，或接近无氧阈时的心率值，或 40%～60% 的最大心率，以上指标都可以通过医院的运动试验检查获得。当然，也有简单方便

的强度确定法，可采取基础心率法和 Borg RPE 分级评分法。基础心率法，就是在安静状态下测得心率的基础上加 20，例如，静息心率每分钟 60 次，那么在运动中需要监测心率每分钟不超过 80 次。Borg RPE 分级劳累程度分级法，推荐运动过程中达到 11（轻）～13（有点用力）分，对于运动低危的患者可以短时间接受 14（有点用力）～16（用力）分。

抗阻运动：常用的方法有徒手运动训练、运动器械以及自制器械。肌肉活动和抗阻训练可以帮助体能尽快恢复。通常需要在连续 4 周有医学监护的有氧训练以后才可以开始进行。根据 Borg RPE 劳累程度分级法（表 5-1），推荐运动强度为 11（轻）～13（有点用力）分。切记运动过程中的正确呼吸方法，举起时呼气，放下时吸气，避免屏气动作，尽量在心脏康复医务人员的指导下进行。

柔韧性运动：应以缓慢、可控制方式进行，逐渐加大活动范围。训练方法：身体每个部位拉伸时间 6～15 秒，逐渐增加到 30 秒，如可耐受可增加到 90 秒，其间正常呼吸，强度为有牵拉感觉同时不感觉疼痛，每个动作重复 3～5 次。

放松运动：运动训练必不可少的一部分。可以保证血液的再分布，减少关节和肌肉组织的僵硬和酸痛，避免静脉回流突然减少导致运动后低血压和晕厥的风险。方式可以是慢节奏有氧运动的延续或是柔韧性训练，根据病情轻重可持续 5～10 分钟，病情越重，放松运动的持续时间宜越长。

（2）**运动时间**：热身运动持续 5～10 分钟。有氧运动每次运动时间为 10～60 分钟。建议刚开始运动从 15 分钟开始，包括热身运动和放松运动各 5 分钟，有氧运动 5 分钟。根据患者的情况，每周增加 1～5 分钟有氧运动时间。柔韧性运动总时间为 10 分钟左右。放松运动可持续 5～10 分钟，病情越重，放松运动的持续时间宜越长。

（3）**运动频率：** 每周 3~5 次。

❸ **Ⅲ期（终身康复）** 就是维持已形成的健康生活方式和运动习惯，需要持续终身。可无人监督或远程监护下进行。当然，如果在运动中出现任何不适，立即停下来，必要时到医院就诊。

运动前注意不要饱食，不宜大量饮水；运动后不要立即热水洗澡。运动中：选择宽松、舒适的衣物；要严格遵循运动处方，这直接关系到运动安全。运动进程：一定要循序渐进，持之以恒。运动中出现不适感觉，应立即停止。如果不适感觉持续甚至加重，应及时就医。

❧ 心肌梗死患者的运动处方举例

奚某某，男，54 岁。4 年前因突发胸痛不缓解，到医院做冠脉造影，发现三支冠脉严重病变，前降支近段急性闭塞，予支架植入。其他冠脉病变在半个月后干预，术后一直规律服用二级预防药物，并且长期在门诊进行监护下的运动康复治疗。由于长期规律的运动康复，4 年间患者仅 2 次因再出现活动后胸闷入院。

❶ **运动评估** 患者的运动耐受功能轻度减退，肺通气效率轻度减退，在检查过程中出现心电图缺血的改变，因此，给患者制定的有氧运动处方强度是在不引起心电图缺血改变的强度之下。

② 运动处方

热身运动：有氧运动前热身 5 ~ 10 分钟，每周 5 次。

有氧运动：跑步机每小时 3.7 千米，心率为每分钟 105 次，劳累程度为 12 ~ 15 分，初始为 20 分钟，每周 5 次。

抗阻运动：双下肢屈 45% 1RM，伸 30% 1RM，每组 12 次，重复 2 组。

柔韧性运动：静力拉伸保持 30 秒，每个动作重复 2 次，每周 5 次。

放松运动：运动后放松 5 ~ 10 分钟，每周 5 次。

③ 案例小结

该患者在心脏康复团队以及家人支持下，坚持心脏康复，运动耐力提高，生活质量改善。

最后，还想问您一个问题。按时规律服用药物，长期坚持运动就可以万事大吉吗？

答案是否定的。心肌梗死心脏康复是一个综合性心血管病管理的医疗模式，不是单纯的运动治疗，而是包括治疗在内的心理–生物–社会综合医疗保健。最重要的是要对疾病有正确的认识，积极参与心脏康复，改变不良的生活习惯，终身维持健康的生活方式。所以，从现在开始，动起来吧。

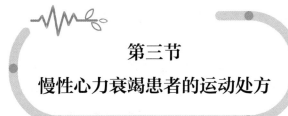

第三节
慢性心力衰竭患者的运动处方

　　心力衰竭是各种心脏疾病终末期的表现，最常见的症状表现为活动时出现不同程度的呼吸困难，那这个时候广大的心衰患者就有了这样一个疑问："我是一个心力衰竭患者，我是不是应该静养、少活动？以不让心脏衰竭得更快，让它可以多工作几年呢？"

　　其实，越来越多的证据表明心力衰竭患者是可以进行恰当的运动，从而能够延缓病情进展、增加心肺耐力，改善心力衰竭症状，增强副交感神经活性，调整及改善身心状态，有效提升生活质量。

　　那恰当这个"度"在哪儿呢？我们在运动康复时又需要关注哪些点呢？跟着我，从"心"出发，开始护"心"之旅吧！

慢性心力衰竭患者的运动处方的基本原则

　　有氧运动是慢性心力衰竭患者运动康复的主要形式。有氧运动的种类包括走路、骑车、游泳、爬楼梯等。值得一提的是简化太极拳、八段锦也是极为有益的运动。选择好运动形式，做好运动前的评估，从而制定运动处方。

Ⅰ期：慢性心力衰竭不稳定期呈急性心衰发作，气促明显的情况下，须坐位/半卧位休息，以减轻心脏负荷，不宜康复运动。待病情平稳后，可开始早期康复。运动前须满足：无胸痛和呼吸困难等不适主诉，心率为每分钟 50 ~ 90 次，血压 90 ~ 150mmHg/60 ~ 100mmHg，呼吸为每分钟 16 ~ 24 次，血氧饱和度 95% 以上。

Ⅱ期：NYHA Ⅰ ~ Ⅲ级慢性稳定性心力衰竭患者运动评估需要在专业的医疗人员帮助下完成，若无运动试验和运动训练禁忌证，工作人员会为您选择合适的评估手段（心肺运动试验、运动平板、6 分钟步行试验），最终得出个体化的运动处方。

Ⅲ期：慢性心力衰竭患者经过Ⅱ期阶段后可进入家庭维持期，在 1 年内每 3 个月进行随访运动负荷试验，调整运动处方，超过 1 年后每 1 年随访运动负荷试验，对运动处方进行调整。

❶ **Ⅰ期（早期床旁康复）** 仰卧位，双腿分别做直腿抬高运动（30°）；双臂向头侧抬高深吸气，放下慢呼气；早晚各 1 次，每次 5 组。在床边坐位大小便；根据患者情况，决定是否辅助站立。

床边行走： 每次 10 分钟，每天 2 次。

病房内活动： 每次 10 分钟，每天 2 次。

注意事项： 在心电监护下，严格监测患者生命体征及症状；如出现胸闷、胸痛，脉搏增加大于 20 次，呼吸频率大于 30 次，SpO_2 小于 95%，立即停止活动，行床边心电图并通知医生；次日活动量减半或者康复计划推延一天进行。

❷ Ⅱ期运动方案

运动强度：从医疗工作人员角度，通过系统性的运动功能评估可以制定出相应的处方。最大摄氧量百分数（%VO$_{2max}$）为标准运动强度：建议从 40% ~ 50% VO$_{2max}$ 开始，逐步递增。氧耗量储备百分数（%VO$_2$R）= 静息 VO$_2$ + 40% ~ 70%（VO$_{2max}$ − 静息 VO$_2$）。VO$_2$AT 水平相当于 50% ~ 60% VO$_{2max}$。%HRR：建议从 40% HRR，即静息心率 +（最大运动时心率−静息心率）× 0.4 开始，逐步递增。

根据 6 分钟步行试验距离：合适强度 =（60% ~ 80%）× 6 分钟步行距离的平均速度（千米 / 时）。

从患者的角度，合适的运动强度是指在运动中没有呼吸不畅，可以有少许出汗，能和周围的人进行正常的语言交流的运动强度。如果患者出现呼吸急促或者说话气喘，表明强度过大，需要降低运动强度，适当休息。

Borg 指数是指将患者本人的自我感觉分为 6 ~ 20 分来评估的主观运动强度。在 11 ~ 13 之间是适宜的运动强度。

运动时间：慢性稳定性心力衰竭患者建议有氧运动时间为 30 ~ 60 分钟，包括热身、运动、整理三部曲，对于部分体力较差患者，建议延长热身时间，通常为 10 ~ 15 分钟，真正运动时间 20 ~ 30 分钟。对于不稳定的慢性心力衰竭患者，运动时间从 5 ~ 10 分钟开始，逐步增加，循序渐进。

运动频率：对于体力衰弱、不稳定的患者，建议每周 2 次。对于稳定性的心力衰竭患者，以每周 3 ~ 5 次最佳，视个人情况良好可每周不少于 5 次。

运动的注意事项：①学会观察自己在运动时候的反应，如出现心绞痛、呼吸困难、下肢浮肿等情况，应该停止运动，必要时寻求医生的帮助；②掌握正确的步行姿势：肩膀放松、挺直背部、双手摆臂、大步行走；③不能在起床、饭后立即运动；④在运动"前、中、后"要注意补充水分，但切记不能猛灌，学会"少量多次"摄入。

在有氧运动的同时，我们可以选择增加一些轻度的肌肉力量训练。通过逐步适应性的训练，可以强化骨骼、肌肉，增加我们躯干的核心控制，促进脂肪燃烧，有效改善糖和脂质代谢。在加强骨骼肌的力量时，不要忘记训练一下呼吸肌的力量。因为呼吸肌训练对改善慢性心衰的预后也有很大意义。

✑ 慢性心力衰竭患者的运动处方举例

华某，男性，58 岁。2013 年因"急性下壁心肌梗死"行 RCA 支架植入术，当时心脏彩超提示 EF32%，无明显胸闷气促症状。2020 年 6 月在外院因"急性前壁心肌梗死"行 LAD 支架植入术，术中见 RCA 近段慢性完全闭塞，远端可见侧支循环，LCX 近中段 50% 狭窄，当时心脏彩超提示 EF33%，NT-proBNP 为每毫升 1 609 皮克，出院后停用利尿剂后出现日常活动后气短加重，于 1 个月后因"慢性心功能不全急性加重"再次入院，当时心脏彩超提示 EF38%，予以治疗后症状好转出院。但患者平素仍有劳累后气短不适于心脏康复科就诊。在心脏康复团队以及家人的帮助下，严格执行"五大处方"，长期在心脏康复中心进行规律运动康复。

基本信息：身高 177 厘米，体重 88 千克，BMI 28.1；腰围：100 厘米。

运动方案：修改 Ramp10 方案。

运动终点：BorgRPE 15 分；呼吸困难指数 15 分；RER 0.96。

运动试验：运动中与恢复期 ST-T 较运动前未见明显异常，全程频发室性早搏、部分多源，短阵室速。因下肢乏力终止运动。结果提示：运动耐受功能重度减退，出现震荡呼吸模式，结果见表 5-4。

表 5-4 心肺运动试验结果

项目	静息	热身	AT	峰值运动
HR/ 次·分$^{-1}$	73	98	90	109
BP/mmHg	86/67	120/80	120/80	129/75
VO$_2$/mL·(min·kg)$^{-1}$	2.3	6.2	3.7	8.9
运动负荷 /W	0	0	0	41

根据无氧阈制定第一次有氧运动处方。

运动形式：跑步机 / 踏车。

运动强度：在心脏康复中心监护下跑步机速度为每小时 3.0 千米，踏车负荷 0 瓦，靶心率为每分钟 90 次。

运动频率：每周 3 次；每次 30~40 分钟。

该患者除了每周 3 次在心脏康复中心监护下运动，还应坚持每周进行 2 次体外反搏治疗，增强康复效果。

案例小结：该患者在心脏康复团队以及家人支持下，规律坚持心脏康复 1 年半的时间，在定期的随访中，该患者不但心肺耐力有所提高，心脏彩超的射血分数（EF 值）从 38% 至 48%；患者自感生活质量有了很大改善，切实地体会到健康生活从"心"开始。

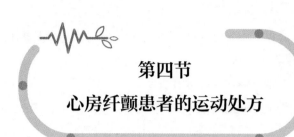

第四节
心房纤颤患者的运动处方

　　心房纤颤，简称房颤，是一种临床上最常见的心律失常，据估计全球成人房颤患病率在 2%～4%。房颤是由于心房内弥漫性和混乱的电活动模式抑制或取代正常的窦性机制，从而导致患者心跳频率过快、不规则以及心房收缩功能障碍。房颤的发生率会随着年龄增长而提升，75 岁以上的老年人群可达10%。房颤最严重的后果是可能导致中风和心力衰竭。心房颤动会将中风风险提高 5 倍，估计因房颤所导致的中风占所有中风的 15%。房颤因其相关致残率和致死率较高，疾病负担重，已经成为了不可忽视的心血管疾病。据估计我国房颤患者已经达 2 000 万，房颤的防治工作依然艰巨。

　　房颤的治疗方法多种多样，而房颤的康复因其适用性高、成本低、疗效好，逐渐成为近年来的临床新兴话题。现代心脏康复方案需要对患者进行全面综合管理，从而实现"五大处方"（运动处方、药物处方、营养处方、心理处方和戒烟处方）合理应用，使患者更好地提高生活质量、回归社会。其中，运动康复治疗是核心，多项研究表明房颤患者可以通过康复治疗获益。

　　临床上很多房颤患者因为仍有抑郁、心悸、乏力、焦虑引起房颤复发、中风、心力衰竭等心理因素不敢进行运动。事实上适当的运动治疗可以通过增强副交感神经活性，抑制左心房重构，降低血压血脂，减少体重和抗炎作用等机制发挥抗心律失常作用，从而有效改善患者心功能，提高心律失常患者的运动能力和生活质量，减少房颤发生和住院率。

心房纤颤患者的运动处方的基本原则

在房颤患者进行康复治疗初始、运动过程中以及治疗结束阶段，都需要对其进行综合评估多项身体机能，了解患者自身状态，整合分析多方面危险因素。

对患者进行房颤相关评估［心电图和 24 小时远程动态心电图、欧洲心率协会（European Heart Rhythm Association，EHRA）AF 症状评分等］、既往病史、吸烟、饮酒史、用药史；症状评估；心血管疾病的风险和危险分层评估；体格检查和辅助检查；心肺运动试验（CPET）、运动平板以及 6 分钟步行试验等全面了解患者状况。其中 CPET 试验中的最大摄氧量（VO_{2max}）、心率（HR）、无氧阈（AT）、峰值心率、通气 / 二氧化碳排出量变化斜率（VE/VCO_2 slope）以及运动功率等数据是制定运动处方的重要依据。

房颤患者的运动康复分为 3 期，即Ⅰ期、Ⅱ期和Ⅲ期。

Ⅰ期：为住院房颤患者提供康复和预防服务，缩短住院时间，促进日常生活能力及运动能力的恢复，增加患者自信，减少心理负担和再住院。

Ⅱ期：针对出院患者以在社区医院康复为主是房颤运动康复的核心阶段，是Ⅰ期康复的延续，也是Ⅲ期康复的开始。

Ⅲ期：针对慢性稳定房颤患者，维持已形成的健康生活方式和运动习惯，继续纠正危险因素并给予心理支持。

❶ 运动条件 既往存在房颤，现在无症状，心室率控制良好，应对活动水平的心率变化良好者以及抗凝治疗的患者在医师批准后可以参加训练，电复律或消融后的患者，1~6个月后在医师批准后方可参加训练。若在运动前后或过程中出现异常心电图和血液动力学变化，应立刻终止运动方案，至患者评估符合条件后继续运动。

个体化运动处方的制定，需要严格遵循 FITT 原则，即频率（frequency）、强度（intensity）、时间（time）和类型（type）。推荐患者进行八段锦、瑜伽、步行、爬楼和蹬车等运用大肌群且较为缓和的有氧训练方式，同时也可以在康复医师和治疗师建议下进行一些抗阻力训练，来增加肌肉力量，并在训练开始前进行 5~10 分钟的适当热身。有氧运动可增强患者心肺功能，提高运动耐量。抗阻运动可提高患者肌肉力量和耐力，增加关节活动度。

❷ 运动强度

（1）有氧运动强度：进行中等强度有氧运动，即最高耗氧量的 40%~60% 或最大心率的 55%~70%。由于房颤患者心律失常，因此不适合用靶心率衡量运动强度，多参考自主主观感觉的呼吸困难和下肢疲劳的 Borg 评分自感劳累分级表，一般训练至 11~13 分（自我感觉稍稍用力、微出汗）即可，或者达到患者可以正常说话交谈但不能唱歌的程度。可采用持续性运动或间歇性运动。对于运动耐量较差的患者，特别是射频消融术后的房颤患者，可采取短时间、多组数的间歇性训练，每次训练 5~10 分钟，每天进行多次训练，保证每天训练总时间最少 30 分钟，根据患者适应程度调整。

（2）抗阻运动强度：老年人和无运动习惯者以 40%～50%
的 1RM 逐渐增加到 65%～75% 的 1RM 进行训练，每组 10～15
次，重复 1～3 组。有运动习惯者以 70%～80% 的 1RM 进行训
练，每组 8～12 次，重复 2～3 组，组间休息 1～5 分钟，根据
重量调整休息时间。

③ 运动时间

（1）有氧运动时间：每次有氧运动最少持续 10 分钟，待
患者适应后逐渐增加至 30～60 分钟。

（2）抗阻运动时间：组间休息 1～5 分钟，根据重量调整
休息时间。

④ 运动频次

（1）有氧运动：建议每天进行运动，每周运动不少于 5 天。

（2）抗阻运动：每周 2～3 次，每次训练间隔 1 天。

房颤的运动康复管理需要以心脏康复医师为主导，多学科
紧密联系，为患者制定疾病不同时期最优的治疗策略，实现全
方位的医疗管理。同时患者宣教一样重要，鼓励患者积极参
与，进行自我管理和及时的反馈评级亦是治疗成功的关键。

心房纤颤患者的运动处方举例

患者男性，75 岁。反复发作胸闷不适 10 年余，多次
因胸闷不适再发，考虑"阵发性房颤"住院治疗。该患者
既往高血压病史 10 年；有冠心病病史，存在冠脉单支病

变，PCI 术后（2013 年行 PCI）。10 年间先后规律服用心律平、胺碘酮（甲亢），后因药物性甲状腺功能亢进改为索他洛尔。2014 年经超声显示患者升主动脉增宽，左室舒张功能减退，存在轻度肺动脉高压。食道心超显示患者存在轻度主动脉瓣和二尖瓣反流，左房及左心耳内未见附壁血栓形成。2014 年 12 月药物治疗 HOLTER 结论为窦性心律伴阵发性房颤，房颤占总心动 85%，其中心率每分钟大于 100 次的心搏占总心搏的 63%。

2014 年行房颤的射频消融术，术后用药：阿司匹林肠溶片 100 毫克每天 1 次、依那普利 10 毫克每天 1 次、索他洛尔 40 毫克每天 2 次、阿托伐他汀 20 毫克每天 2 次。RFCA 术后半年余仍存在阵发性心房扑动，术后 1 年阵发性房颤占总时间的 11.64%。

运动处方，具体如下。

（1）运动形式：步行。

（2）运动强度：速度为每小时 3.8 公里，踏车负荷 31 瓦，靶心率为每分钟 86 次。

（3）运动频率：每周 3 ~ 5 次。

（4）运动方法：热身运动，慢步走 5 分钟。

（5）康复运动：20 分钟内完成 1 266 米。

（6）整理运动：减慢速度至慢步走 5 ~ 10 分钟，恢复至平时的呼吸频率和心率水平。

患者在基础用药不改变的情况下，坚持运动 3 个月，未再出现反复胸闷、心悸等不适。2017 年复查结果显示患者最大摄氧量（VO_{2max}）、无氧阈（AT）、6MWT 等数据均有明显提高。2018 年 Holter 检查为窦性心律。可见房颤患者运动能有效地减少房颤发作的时间；显著改善 AF 患者的症状、运动耐力；改善 AF 患者左房及左室的功能；改善 AF 患者的血脂水平以及生活质量。

第五节
心脏外科手术患者的运动处方

✎ 心脏外科手术患者术前术后运动处方的基本原则

冠心病是全球范围内最常见且致死率最高的疾病之一，冠脉旁路移植术（coronary artery bypass graft，CABG）是治疗冠心病的最常见的外科手术。传统的冠脉旁路移植术采用开胸手术方式，需要体外循环辅助下心脏停搏搭桥。近年来，随着医学技术的进步，越来越多的医院开展了微创手术、心脏不停跳搭桥技术，减少了对患者的损伤。CABG 中使用的桥血管分为静脉桥与动脉桥，常用的血管有大隐静脉、乳内动脉、桡动脉等。当选取的桥血管不同，康复的重点也有所不同。此外，心脏外科手术还包含心脏瓣膜成形术、心脏移植等，以上手术的术前术后运动处方都对患者的预后有积极的效果。运动处方对心脏外科手术患者的效果，包括以下几点。

（1）改善运动耐量：心脏手术的患者接受运动处方后，可以改善患者的最大摄氧量、心率、血管舒张功能及骨骼肌柔韧度，从而改善运动耐量。

（2）改善冠状动脉危险因素：运动处方可以改善患者血压、血脂、血糖等心脏病高危因素，降低患者再入院率。

（3）改善自主神经活性：自主神经活性和心力衰竭、心律失常密切关联，心脏术后接受运动处方可以改善自主神经活性，降低相关风险。

（4）改善心脏功能和周围末梢血管功能：冠脉旁路移植术后接受运动处方，可增加每搏量、下肢血流量和改善外周血液循环。

（5）提高旁路移植术血管通畅性。

（6）改善呼吸：心脏术后接受运动处方可以通过增加运动中的心搏出血量，改善运动时的过度通气。

（7）改善日常生活质量、改善精神心理状态以及降低再入院率和减少医疗费用。

① 心脏外科手术患者的 I 期运动康复

术前阶段： 此阶段的运动处方，是在评定的基础上，通过呼吸训练改善患者肺容量；指导患者有效咳嗽；对肩颈、胸椎段进行肢体活动训练，改善胸廓活动度；对下肢大肌群进行活动，增加下肢肌肉力量。该阶段的运动处方目的，主要是增加患者的体能，培育患者的运动习惯，以达到术后早期介入运动的目的。预康复的时间一般在术前 1~2 周。

ICU 阶段： 此阶段的运动处方，主要包括体位的调整、肢体的主被动活动、呼吸训练等。在评定的基础上，患者应在治疗师的辅助下由仰卧位尽快地过渡到床上坐位、床旁坐位及床旁站位。对于无法完成关节活动的患者，可由治疗师辅助进行关节被动活动、主动助力活动、静力性肌肉收缩；对于可以主动活动的患者，可进行低强度的抗阻训练。开胸的患者不宜做扩胸运动。呼吸训练包括腹式呼吸、有效咳嗽、呼吸训练器和呼吸操等。康复的时间一般为 20 分钟左右，每天 2 次。

病房阶段： 此阶段的运动处方，主要包括呼吸功能训练、

肢体功能训练及日常生活能力训练。呼吸功能训练的内容与
ICU 阶段的大致相同，可适当增加训练时间和强度。肢体功能
训练主要包括：床上的上下肢主动活动、下肢功率踏车训练、
室内步行训练、上下楼梯训练。日常生活能力训练是在保护好
伤口的前提下，增加上肢的活动能力，比如提肩、肩绕环等运
动。运动的时间一般从 5 分钟开始，逐渐增加到 15 ~ 20 分钟，
每天 2 次。需要注意的是患者不应在治疗时或治疗后觉得过于
疲劳，心率不应超过静息心率每分钟 20 次。

　　CABG 不同手术方案的运动处方，根据选择的桥血管位
置不同，在运动处方的实施中，要注意对所取血管的部位进行
保护，不应做出过大或者过快的动作，以避免出现二次损伤。

❷ 心脏外科手术患者的 Ⅱ 期运动康复

　　过渡期： 患者经心脏外科手术出院后及门诊康复期前通常
需要 2 ~ 6 周的过渡期康复。此阶段的康复内容与病房阶段的
大致相同，主要功能为进入后一阶段门诊心脏康复作准备。

　　门诊期： 此阶段的运动训练之前，应对患者的临床情况进
行评估，并进行心肺运动试验（CPET），以确定运动的安全范
围并进行危险分级，为患者制定个性化的运动处方。这一阶段
的运动处方中，有氧运动是基础，抗阻训练、柔韧性训练和平
衡训练是有效补充。此阶段的运动处方会在心电监控下进行。
有氧运动的方式主要为跑步机快走或者功率踏车，强度会根据
CPET 的结果来制定，一般以中强度为准，随着患者体适能的
提升逐步调整。抗阻训练有弹力带、哑铃、脚踝抗阻训练的方
式。柔韧性训练以缓慢地牵伸上下肢、躯干大肌群为主。一般
而言，此阶段的运动处方应当包括热身运动、有氧＋抗阻运
动、整理运动。热身运动和整理运动以呼吸训练、平衡训练、

柔韧性训练为主，持续时间各为 10 分钟，有氧训练为 30 分钟，抗阻训练为 20 分钟。运动处方一般每周 3 次，持续 36 次或更长时间。

❸ **心脏外科手术患者的Ⅲ期运动康复**　此阶段的康复又称社区康复，主要开展于患者的家庭与社区，帮助患者巩固Ⅱ期康复效果，并养成长期健康的生活方式。运动处方的主要内容与门诊心脏康复阶段相似，通过定期复诊心肺运动试验来制定下一个阶段的运动强度。一般建议此阶段的复诊时间为 3 ~ 6 个月复诊 1 次。

心脏外科手术患者术前术后的运动处方在不同的阶段有不同的重点。在Ⅰ期康复阶段，主要以呼吸训练、肢体功能训练为主；在Ⅱ期和Ⅲ期康复阶段，则是以有氧运动为主，抗阻运动、平衡训练、柔韧训练、呼吸训练为辅。但不管是哪一个阶段，在制定和执行运动处方前，都应该进行科学的评估，制定个性化的运动处方。此外，除了运动处方之外，药物处方、营养处方、心理处方以及戒烟处方也是心脏康复的要点，将其结合起来应用才能达到最好的康复预后。

⚘ 心脏外科手术患者术前术后的运动处方举例

患者 51 岁，男性，身高 173 厘米，体重 88 千克，BMI 29.4。诊断：冠心病。既往史：糖尿病、高脂血症、高血压。发病前生活水平：正常。社会背景：公司职员，与家人一起生活。家与公司都有电梯。入院前 1 周自觉运动时气急胸闷，偶有胸口绞痛。至医院检查，心电图提示正常，冠脉 CTA 提示：①冠状动脉左前降支近段管腔中-重度狭窄；②冠状动脉左前降支远端及冠状动脉左回旋支近端硬化斑块；③右冠状动脉近远端硬化斑块，管腔轻度狭窄。遂以"冠心病"入院。入院后即完善相应检查，准备择期行冠状旁路移植术。

入院第 6 天，行微创冠状动脉搭桥术，取用血管为左乳内动脉，术后转入 ICU。入院第 10 天，转入普通病房。入院第 16 天，出院。出院后第 15 天，患者至心脏康复科复诊，开始门诊康复阶段。出院后第 112 天，患者完成门诊康复阶段，开始Ⅲ期康复内容。

运动康复经过，如下所述。

（1）患者入院第 2 天，请心脏康复科会诊，在经过评估后开始预康复。主要运动处方为：呼吸功能训练、排痰训练、下肢的肌肉力量训练，柔韧体操。

（2）患者入院第 6 天，患者手术后转入 ICU，处于气管插管状态，四肢肌肉力量无法完成关节活动。主要运动处方为：逐渐调整患者体位到半坐位，呼吸训练帮助脱机拔管，肢体的辅助下助力活动，注意由于取用左乳内动脉，左侧上肢活动强度不宜过大。

（3）患者入院第 7~9 天，已拔除气管插管，四肢肌肉力量逐步恢复。主要运动处方为：调节患者体位至床旁坐位，肢体主动活动，呼吸训练，咳痰训练。

（4）患者入院第 10 天，转入普通病房后，在治疗师和家属的陪同下，尝试下地并绕床步行一圈。同时进行上下午各一次的床上踏车及呼吸训练。

（5）患者入院第 11~16 天，运动处方以床上踏车、呼吸训练为主及病区内步行为辅，可尝试上下一级台阶。第 16 天出院前进行康复宣教，制定了过渡期康复内容及复诊时间。

（6）出院后第 15 天，患者至心脏康复科门诊复诊，并进行了心肺运动试验及其他检查。检查结果提示 LVEF 51%，心肺功能储备 7METs，心肺运动试验无阳性表现，分为低危患者，开始门诊康复。

（7）此后患者坚持每周 3 次前往心脏康复门诊执行运动处方，主要内容有热身运动（平衡训练、柔韧训练）、有氧运动 + 抗阻运动、整理运动（呼吸训练 + 柔韧训练）。共计完成 36 次门诊康复的运动处方，并在完成后再次接受了心肺运动试验检查。

（8）根据第二次心肺运动试验检查结果，康复医师及治疗师制定了社区康复的内容，包括自我牵伸、公园有氧步行、小强度抗阻、呼吸训练等，该患者每隔 6 个月随访心肺运动试验以调整运动强度。

小结：这个病例接受了完整的心脏外科手术术前及术后的运动处方，可以发现，在不同的康复阶段，所采用的运动处方有所不同。由于该患者本身较为肥胖，所以运动处方以床上踏车、呼吸训练为主，以避免长时间步行导致患者过于疲劳。患者在门诊康复期及后续的社区康复期运动处方都是通过定期的心肺运动试验来制定的，心肺运动试验为制定个性化运动处方的金标准，提供了安全保障，是心脏外科手术术后康复不可或缺的一部分。

运动的风险评估及安全管理

第六章

　　运动处方制定的一个重要的原则就是在保证安全的前提下达成有效的目标。但在运动处方实际的执行过程中，每天的环境状况，执行者的身体状况和评估时的状况不会完全一样，这就导致了依据评估结果制定的运动处方，在实际操作中需要因地制宜地进行调整，以保证安全性和有效性。

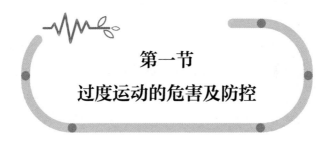

第一节
过度运动的危害及防控

　　运动处方不像药物处方，在执行后不会在短时间内收获明显的效果，这就导致很多人会增大运动处方的强度（相当于增加药物的剂量），以期待尽快见效。另一方面，长期的运动会让大脑分泌内啡肽等兴奋神经的物质，会让人有欣悦感，也会导致一些人增加运动的频率（相当于增加药物的服用频次）以获得精神的满足。这两种做法都是不科学且存在潜在危险的。运动强度的增加，会造成过度运动对机体的即时危害效果；运动频率的增加，会造成过度运动对机体的累积危害效果。

⋙ 运动强度过大的危害和防控

运动强度增加的过度运动，首先会损害的就是骨骼、肌肉、关节及筋膜，这些器官组织的即时损伤为劳损甚至出现应力性骨折等情况。例如突然增加一次运动处方的强度，很容易出现运动做功部分肌肉与筋膜的劳损，甚至出现相应部位骨折的情况。如果是患有心血管疾病的患者，一次性的运动量过大还可能会增加心脏的负担，导致出现心肌缺血、心肌损伤的情况；而过度运动后体内肌肉中的乳酸会大量地堆积增加肾脏排泄的负担，严重的甚至会导致出现急性肾功能损伤、肾功能衰竭的情况。如果是有高血压的患者，加大抗阻运动的负荷量，会导致收缩压和舒张压的上升，大负荷还会导致用力时的闭气使得心内压升高，这将会让心脑血管承受巨大的冲击，会促发心脑血管斑块的破裂，血栓的形成，进而可能发展为心肌梗死和脑梗死等，严重者危及生命。而对于运动性高血压的患者，如果盲目地增加有氧运动强度，不仅会增加血压造成心脑血管内皮功能损伤，还会引起每搏输出量的下降，导致室性期前收缩、室性心动过速以及室颤等危及生命的心律失常。如果是有糖尿病的患者，贸然增加一次运动的负荷强度，可能会造成血糖的骤降，出现头晕、黑矇等低血糖的状况。因此，对于需要增加运动强度时，一定要在精准的评估后再循序渐进地进行。同时每次运动开始前，都要询问患者的身体状况、睡眠情况和疲劳状况，测量心率、血压、体温、血氧饱和度等基本生命体征，当发现基本生命体征异常或和以往发生明显变化时请及时下调运动处方的强度或停止运动及时就医。最后，运动开始前一定做好充分的热身运动，预防肌肉、关节、筋膜等损伤；运动后一定做好充分的拉伸放松，防止乳酸堆积。

❧ 运动频率和运动时间过量的危害和防控

运动频率增加或运动时间增加的过度运动，一方面，运动过于频繁会加重心脏负担，引起胸闷、心慌、胸痛，甚至可诱发心搏骤停和猝死性心律失常的发生。另一方面，运动时间过长会导致身体大量出汗、引发脱水和电解质紊乱出现休克等状况。此外，运动过于频繁或运动时间过长还会加重关节磨损，诱发骨与关节疾病，特别是会损伤膝关节、踝关节、肘关节和腕关节等。最后，运动过于频繁或时间过长还会影响睡眠，不仅起不到运动的效果还会增加身体疲劳或加重心血管疾病的病情。因此，运动处方的制定原则，首先要确定好一周的总体运动量的热量消耗，然后根据运动强度的设定，逐步循序渐进地调整运动的时间长度和频次。一般来讲，先增加每次有氧运动的持续时间，再增加有氧运动的频率，达到周目标要求后再调整运动强度。运动强度的调整，建议每次增加 5% ~ 10% 的运动强度或者再次进行 CPET 检查以精准的调节运动的强度。一般来讲，每周需要对运动处方进行一次调整，每次只对运动处方的 1 项内容（时间、频率、强度）进行调整。

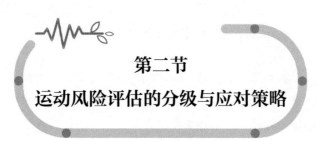

第二节
运动风险评估的分级与应对策略

欧美的研究指出，所有年龄段的健康成年人应 5 天内至少
进行 150 分钟的中等强度耐力运动训练，或每周在 3 天内进行
75 分钟的剧烈运动，每周进行 300 分钟中等强度或 150 分钟
高强度有氧运动可以获得健康促进的效果。

✑ 有心血管危险因素人群的运动风险评估

运动对动脉粥样硬化的多个危险因素都有积极的校正意
义，定期锻炼可以降低许多不良健康后果的风险。事实上，运
动与心血管疾病和全因死亡率之间存在剂量-效应关系，与久
坐的个体相比，不良事件概率减少 20% ~ 30%。虽然运动对心
血管疾病患者有好处，但相关的风险也会增加。最主要的是，
心血管疾病可能是亚临床的，因此，应考虑对患心血管疾病可
能性较高的个体进行参与前的风险评估，并考虑个体风险因
素，如高血压、高血脂、糖尿病或心血管疾病家族史等。心血
管疾病患病风险的危险分层如下。

❶ **超高风险人群**　符合以下情况之一。

（1）临床上或者影像学上确诊的动脉粥样硬化性心血管疾

病。动脉粥样硬化性心血管疾病包括急性冠脉综合征（心肌梗死或不稳定型心绞痛）、稳定型心绞痛、冠状动脉血管重建术（经皮冠状动脉介入治疗、冠状动脉旁路移植术和其他动脉血管重建术）、卒中和短暂性脑缺血发作，外周动脉疾病。影像学上明确记载的动脉粥样硬化性心血管疾病包括已知可预测的临床事件，例如冠状动脉造影或 CT 扫描（两条主要心外膜动脉狭窄率大于 50% 的多支冠状动脉病变）或颈动脉超声检查发现显著斑块。

（2）糖尿病伴靶器官损害，或至少有 3 个主要危险因素，或 1 型糖尿病发病超过 20 年。

（3）10 年患有致命性心血管疾病的风险值不低于 10%。

（4）家族性高胆固醇血症患者有动脉粥样硬化性心血管疾病或其他主要高风险因素。

高风险人群具有以下特征。

（1）单一危险因素显著升高，尤其是总胆固醇大于 8 毫摩尔 / 升（大于 310 毫克 / 分升）、低密度脂蛋白大于 4.9 毫摩尔 / 升（大于 190 毫克 / 分升）或血压不低于 180/110mmHg。

（2）无其他危险因素的家族性高胆固醇血症患者。

（3）无靶器官损害、糖尿病病程不少于 10 年或其他额外危险因素的糖尿病患者。

（4）中度慢性肾病（估算肾小球滤过率为 30~59 毫升 / 分 /1.73 平方米）。

（5）致命性心血管疾病 10 年风险的计算得分 5%~10%。

❷ **中等风险人群**　患者（1 型糖尿病患者小于 35 岁；2 型糖尿病患者小于 50 岁）糖尿病病程不足 10 年，无其他危险因素。致命性心血管疾病 10 年风险计算得分为 1%~5%。

❸ **低风险人群**　致命性心血管疾病 10 年风险的计算得

分小于 1% 的。

经常锻炼且被认为是低风险或中等风险的个人，运动可以不受限制，包括竞技体育项目。久坐不动的个人和被认为是高风险或超高风险的个人，如果没有进行 CPET 的心肺运动耐量的进一步评估，建议只进行低强度的运动。建议久坐的个体，和高风险及超高风险评分的人进行 12 导联心电图的 CPET 运动负荷试验测定，制定安全有效的运动处方。

🌿 肥胖、高血压、糖尿病人群及老年人群的运动策略

❶ **肥胖人群** 应该限制进行高强度和大运动量的运动（即每天少于 2 小时），直到体重得到显著减轻为止。此外，如果需要大运动量的运动（每天超过 2 小时），那么运动的频次应保证有足够的恢复时间（最佳为 48 小时）。肥胖个体（BMI 不小于 30 或腰围女性大于 80 厘米、男性大于 94 厘米），除了中度强度的有氧运动（至少 30 分钟，每周 5～7 天），还建议每周进行 3 次及以上的抗阻力训练以降低心血管疾病的患病风险。

❷ **高血压人群** 当一个人持续收缩压（SBP）不低于 140mmHg 和 / 或舒张压（DBP）不低于 90mmHg，被认为是高血压。如果需要参与高强度的运动，则有必要在参与之前进行心血管情况的评估，以确定其是否会发生运动性的诱发症状、运动后是否会发生过度血压反应以及终末器官的损伤。对于高血压控制良好的人群，建议每周进行 3 次及以上的抗阻力训练，以及中度强度的有氧运动（至少 30 分钟，每周 5～7 天），以降低血压和心血管疾病的患病风险。在高血压控制良

好但属于心血管疾病患病的高危人群和 / 或有靶器官损伤的成年人，不建议进行高强度的抗阻力运动。对于高血压患者（SBP 大于 160mmHg），在血压得到有效控制之前，不建议进行高强度的有氧运动和抗阻力运动。

❸ **糖尿病人群**　缺乏运动是 2 型糖尿病的主要原因。不运动的人患 2 型糖尿病的风险比运动的人高 50% ~ 80%。在糖尿病患者中，建议每周 3 次及以上的抗阻力训练，以及中等强度的有氧运动（至少 30 分钟，每周 5 ~ 7 天），以提高胰岛素敏感性，实现更好的心血管疾病的患病风险控制。

❹ **老年人**　老年人是指年龄在 65 岁以上的成年人。与普通人群一样，在这一年龄组中较高的运动能力与死亡率的降低有关。老年人群需保持积极的生活方式，以使其更加健康和长寿。老年人的运动处方应充分考虑其生理年龄、运动经历、功能能力、安全性、衰老轨迹、伴随疾病、生活方式习惯等因素进行制定。

对于有运动习惯的资深运动者，可以继续进行以往运动活动，没有任何预定的年龄限制。但建议每年进行一次临床评估，包括最大运动负荷下的心肺耐力，最好是进行 CPET 测试评估。

对于 65 岁或以上的健康且活动能力不受限的老年人，建议每周至少 150 分钟的中等强度有氧运动。对于有跌倒风险的老年人，建议进行每周至少 2 天的力量训练以改善平衡和协调能力。对于希望参加高强度活动的 65 岁或以上久坐的老年人，应进行 CPET 测试评估最大的运动能力。

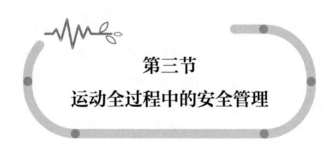

第三节
运动全过程中的安全管理

为保证运动处方能够在安全的前提下有效的落地执行，运动全过程中需要做好全面而完备的安全管理。具体包括：运动处方制定阶段和运动处方执行阶段。

运动处方制定阶段，主要是根据运动人群的基本情况、相关病史、运动经历等要因进行心血管等相关疾病的患病率或严重程度的危险分层，然后再根据心肺耐量评估的结果制定适宜的运动处方。

运动处方执行阶段，一般包括运动前准备、热身、运动、放松、恢复 5 个部分。

❶ **运动前准备** 包括确认天气、身体状况、运动装备等。在睡眠不足、身体疲倦、天气极寒酷热等情况下，不要勉强进行运动。应避免餐后马上进行运动的行为，建议餐后休息 30 ~ 60 分钟后再进行运动。运动前请确认好衣服和鞋子是否宽松和舒适。运动前还应测量血压、脉搏和体温，对于有异常状况的请暂缓进行运动。

❷ **热身** 热身是让身体的关节完全伸展开，肌肉充分地拉伸，身体充分地热起来。热身运动是以拉伸运动为主，从下肢开始，逐渐过渡到上肢，每个部位的拉伸动作需保持 20 秒。

❸ **运动** 运动处方的强度、时间等应按照个人的当天情

况进行个体化的调整，并注意运动间歇期间的水分补充。让运动的效果累积起来，避免只在休息日进行连续、长时间运动2~3小时。有氧运动过程中，请根据目标心率或目标负荷的方法设定运动强度，根据自主疲劳 Borg 指数进行实际的具体调节。抗阻力运动，也可以进行徒手的力量训练，根据自主疲劳 Borg 指数进行次数与组数的具体调节。对于中等危险程度的人群，建议有氧运动中监测心率的变化，抗阻力运动中监测血压的变化；对于高危险程度的人群，建议到有监护能力的医疗机构进行心电、血压、血氧饱和度等监护下的运动。如在运动中出现胸闷、胸痛、眩晕、心慌、气促等症状，请立即停止运动，必要时请到医院就诊。

④ **放松** 放松是让刚刚持续运动的肌肉充分地伸展放松，防止乳酸的堆积，运动相关关节活动度的拉伸，让关节活动度得到充分的恢复，避免肌肉、筋膜及关节因运动疲劳而损伤。同时让兴奋的交感神经活性下降使得心率逐渐地恢复到安静状态。

⑤ **恢复** 恢复是指放松运动后心率逐渐恢复到安静状态以后。这一时期，可以适当地补充水分，测量基本生命体征、更换衣服，洗澡等。如果进行淋浴或泡澡，需要先将汗液擦干，待身体温度降下来后，在充分补水后再进行。

运动是把双刃剑，科学的运动前评估，制定个体化的运动处方；充分的运动中防护，确保安全的落地实施；逐步的处方改进，提高有效性的循序达成；定期的随访评价，闭环全程。